脳神経内科医が書いた 誰も知らなかった めまいの治し方

解決のヒントは口の中にあった！

医師 佐藤裕道
Hiromichi Sato

現代書林

はじめに

めまいのメカニズムを解明し、めまいで苦しむ患者さんの助けになりたい

この本を手にとっていただき、ありがとうございます。

私はプライマリ・ケア医として、風邪や頭痛、めまい、しびれなど、患者さんのさまざまな訴えに対して、内科的な立場からお薬を中心とした診療を日々行っています。

内科のなかでも脳神経内科を標榜しているため、めまいや頭痛の患者さんが比較的多く受診されます。

めまいは、日常診療のなかでも比較的メジャーな症状で、すぐによくなる人もいれば、よくならずに病院を転々とする人もいます。

じつは、めまいのメカニズムは、医者も毛嫌いするほど複雑です。めまいのお薬も何種類か発売されていますが、劇的な効果はなかなか期待できません。

そのため、私自身も、「難治性のめまいに対して、なにかいい薬はないだろうか?」「もっといい治療法はないだろうか?」と、日々患者さんと向き合いながら、悪戦苦闘しています。

そんななか、あるめまい患者さんの診察中に、ひらめきがありました。

それが本書でお伝えする「歯ぎしり・食いしばりとめまいの関係」です。

その後、歯ぎしり・食いしばりに注目しながらめまいや頭痛の患者さんを診療していくうちに、多くの患者さんに歯ぎしり・食いしばりと関係があることがわかったのです。

せまい頭蓋骨の中では、目や耳や脳など、いろいろなパーツが骨の壁に仕切られて、一見独立した形で機能しています。

しかし、神経や脈管、筋肉などが網目のように張りめぐらされているので、相互に少なからず影響しあっています。

本書では、めまいや頭痛と歯ぎしり・食いしばりの関係を患者さんの頭部CTを使って検証し、どのようなメカニズムでめまいが発症するのかを、さまざまな角度から考察いたしました。

めまいや頭痛などでお困りの患者さんだけでなく、お医者さんにも気軽に読んでいただき、まだよく理解されていない「歯ぎしり・食いしばり」という病態が頭や首にもたらす影響について見直すきっかけとなればと思い、本書を上梓いたしました。

本書がめまい・頭痛でお困りの患者さん、そして診察する側の先生方にとって、なんらかのヒントになれば幸いです。

佐藤 裕道

目次

第3章 ブラキシズムの仕組みを探る 73

第4章 ブラキシズムとめまいの関係 107

第7章　めまいのない生活を送るために【予防・対策編】

序章

めまい難民を救いたい！

めまいが起こったら、何科を受診すればいい？

朝起きたときにぐるぐると目がまわり、吐き気がする……。

これがよくあるめまいの症状です。

みなさんは、このような症状のとき、どこの病院の何科に行きますか？

めまいの症状が出ると、多くの人は「どこを受診したらよいか」と、迷われるようです。

「最近よくめまいがするな」というとき、かかりつけの内科があれば、そこで相談するかもしれませんね。そこではっきりとした原因がわからなければ、「では、耳鼻科で診てもらってください」となるでしょう。

そして、聞こえが悪いなど耳鼻科的な異常がなければ、「脳に問題があるんじゃないか」と心配になりますよね。耳鼻科の先生から「眼振（眼球のゆれ・けいれん）が出ていないから、念のため脳の検査をしたほうがいいですね」などといわれるケースも多いはずです。

めまいというのは頭がくらくらする症状ですから、脳の病気を疑うのも当然です。

そこで、脳神経外科や脳ドックなどで脳の検査をして、脳出血や脳梗塞といった脳の病気がないか、たしかめます。

そこで脳に異常が見つかるという人は、めまいの患者さんのうち、3パーセント以下といわれています。

次に疑われるのが、内耳のむくみが原因のメニエール病です。

めまい＝メニエール病だという時代もあったので、そういうイメージを持つ人も多いようです。

メニエール病についてはあらためて後述しますが、めまいの患者さんのなかで、メニエール病の人は10パーセント以下です。

「めまい難民」の発生

脳の病気が3パーセント以下、メニエール病が10パーセント以下ということは、脳に問題はなく、メニエール病でもないという場合がほとんどです。

あとは、三半規管の中にある耳石が動くことによって起こる良性発作性頭位めまい症が5～6割、原因不明の内耳性のめまいが3割程度です。

そのため、多くのめまいの患者さんは、はっきりした原因がわからない、慢性的に不調な状態だとして悩んでいるのです。

また、めまいの症状には、ふわふわ、ぐるぐる……などがありますよね。

そのため「ふわふわするなら浮動性めまい」「ぐるぐるするなら回転性めまい」などと分類されますが、「ふわふわするならこの病気」「ぐるぐるするならこの病気」とは、なかなか言いきれないのです。

しいていうなら、くるくる回るような症状の回転性めまいについては、内耳に問題がある場合が多いです。

めまいの患者さんは30代～50代くらいの女性が多いのですが、その相関関係もはっきりとはわかっていません。

そして、多くの人は、はっきりした原因もわからず、めまいに苦しみつづける「めまい難民」になってしまうのです。

最終的には「精神的な問題ではないか」と精神科を紹介されて、抗うつ剤を飲むようになるといったケースも見受けられます。

医師も苦手なめまいの診断

じつは、耳鼻科のお医者さんも、めまいについてははっきり診断できないケースが多いのです。

脳に異常があったら大変ですから、とりあえず脳の検査をすすめる、という事情もあります。

とくにめまいは頭痛や吐き気などを併発します。それらは内科や脳神経内科の領域になってしまうため、なおさらです。

めまいの治療は、後述する浮遊耳石理論が出はじめてから多少進歩したものの、まだまだはっきりとした原因や治療法が浸透していないという側面があります。そのため、治療者である医師側も迷うところが多い症状なのです。

とくに嘔吐をともなう強いめまいは、耳鼻科の先生でも苦手意識があるという話を聞いたことがあります。薬に関しても、新薬が開発されたという話をここ何年も聞きません。

めまいという症状は、まだまだわからないことが多い分野なのです。

そもそもめまいは、複合的な理由で起こると思われるため、「これが原因だから治せば劇的によくなる」という治療がしにくい症状です。しかも、脳に問題がなければ命にかかわるような病気でもないということになります。

そのため、医師側も「正直はっきりわからないので、なんともいえない」というケースが多く、それほど積極的に治療をしない症状といえるのかもしれません。

しかし、患者さんは待ってくれません。

私のところには、めまいで困っている患者さんが次から次へと来院します。それも、他院でよくならないからという理由で、すでに基本的なめまい治療薬は内服されています。みなさん治りたい一心で、なにかいままでとちがう治療法があれば受けてみたいし、しっかりした原因を説明してほしいのです。

後述するエプリー法（浮遊耳石置換法）で、頭の位置をうまく動かして耳石を移動させる治療によって、診察室でよくなった患者さんもいました。

また、以前から漢方も少しずつ使えるようになっていたので、試行錯誤しながら、なんとか漢方薬で対処できるようになってきました。

患者さんの頭部ＣＴでひらめいた！

ある日、難治性めまいの患者さんの頭部ＣＴを見ていたときのことです。

脳や内耳周辺には異常がなかったのですが、なぜか違和感を覚えました。

違和感の正体は、頭の左右両側に付いているこめかみの筋肉が、ほかの人より厚く感じられたことでした。

私は研修医時代からいままで20年以上、たくさんのＣＴを見てきました。

もちろんこめかみの筋肉が厚いＣＴもあったでしょうが、それが病気と結びつくなんて、まったく考えていませんでした。


なぜ、こめかみの筋肉が厚くなるのでしょうか。

こめかみの筋肉の厚さは、太っている・やせているとはあまり関係ありません。

試しにこめかみに手をあてて、ぎゅっと強く歯を食いしばってみてください。力をかけて強く噛むと、こめかみが動くのを感じるでしょう。

私はこのとき、ふと「この患者さんには歯ぎしりや食いしばりの癖があるのではないか」とひらめき、ご本人に歯ぎしりはあるかとたずねてみました。

すると、睡眠中の歯ぎしり癖があり、歯科でつくったマウスピースで治療中だということでした。

第2章でくわしく書きますが、このひらめきから、私はある仮説を立てました。

めまいは、朝起きたときや夜間にお手洗いに立ったときに起こることが多い症状です。そのため、睡眠中の「何か特殊な出来事」が関係しているのではないかと、私は以前から考えていたのです。

そのため、その患者さんに歯ぎしり癖があり、こめかみの筋肉が厚くなっていることが、とても興味深いこととして感じられたのです。

もしもめまいの原因が、歯ぎしり・食いしばりだったなら——。

歯ぎしり・食いしばりを治療することが、めまいの再発予防に効果があるのではないかと考えたのです。

自覚のない歯ぎしり・食いしばり

その後、ほかのめまいの患者さんたちにも「寝ているときに歯ぎしりや食いしばりの癖はありますか？」と質問するようにしてみました。

すると、「ありません」「たぶんないと思います」という答えばかりです。

しかし、その方たちの頭部ＣＴを撮影してみると、やはりこめかみの筋肉が厚くなっているのです。

眠っているあいだのことは、自分ではわからないものです。ですから、歯ぎしりや食いしばりの癖があっても、自分では気づかないのが普通です。

歯ぎしりであれば、「ギリギリ……」という音を立てることが多いので、同じ部屋で寝ている家族がいれば、「歯ぎしりの音がしていたよ」と、指摘されることもあるでしょう。

しかし、食いしばりの場合、音がしないことが多いので、隣で寝ていても気づかないのです。また、音がしないタイプの歯ぎしりもあります。

ですから、歯ぎしり・食いしばりの有無は、自分ではなかなかわからないのです。

そこで私は、歯ぎしり・食いしばりの有無を、当院のようなクリニックで、客観的に評価できたらいいのにと考えるようになりました。

そして、歯ぎしり・食いしばりの有無を判断するひとつの基準として、こめかみの筋肉の厚みを指標にできないかと考えたのです。

こめかみの筋肉の厚みの正常値を知るために、さまざまな論文を探してみたのですが、正常値が記載された論文や書物を見つけることはできませんでした。まだ、誰もそんなことに意義を見出していなかったのです。

「ならば自分でやるしかない」と、私は一念発起しました。

過去の頭部ＣＴ２０００件以上のデータから、こめかみの筋肉の厚みを計測して、平均値を導き出し、めまいの患者さんたちのこめかみの筋肉の厚みとくらべてみたのです。

すると、めまいの既往歴のある患者さんたちは、平均とくらべてこめかみの筋肉が厚いことがわかったのです。

さらに、こめかみの筋肉の厚みが、慢性頭痛や結膜下出血など、耳鼻科だけでなく脳神経外科や眼科など、広範な疾患と関係がありそうなことも見えてきました。

本当に、めまいや頭痛の原因は、歯ぎしり・食いしばりにあるのかもしれない――。

私のひらめきは、確信に変わりつつありました。

第1章

「めまい」とはどんな病気なのか？

めまいとはいったい何か？

そもそも「めまい」というのは、どのような病態なのでしょうか。

人間や動物がまっすぐ歩いたり走ったりするためには、姿勢がしっかりと安定していなければなりません。

水中生物であっても、常に姿勢を制御してないと、お腹が上にきてしまったりして、くるくる回ってしまいます。

人間を含むすべての動物が重力に抵抗しながら生きていくためには、姿勢を制御することが重要です。天地を認識してスムーズに動くために、平衡機能が発達したのでしょう。

私たちの平衡感覚を知覚する器官は、おもに耳の奥にある内耳にあります。

ただし、それだけではありません。

目から入ってくる視覚情報や、首や体幹の筋肉の緊張度、足の裏の圧力のかかり方、足首や膝、股関節の角度など、体中のセンサーをフルに活用しています。

これらの各センサーから集めた情報を脳で計算し、適切に筋肉を収縮させたりゆるめたりして、姿勢を維持しています。

さらに、姿勢の変化に対して視界がゆれないように補正する機能が備わっているのです。

スマートフォンやデジタルカメラには「手ブレ補正機能」がついています。同じように、私たちの体にも、ブレずに安定した視界を得るために、平衡機能が重要な役割を果たしているのです。

このブレを補正する機能がうまく働かなくなると、めまい感やふらつきが出てしまいます。

そして、内耳から強い信号が発信されたり、左右の内耳でちがう信号が脳に入ってきたりすると、強いめまいを自覚するようになるのです。

めまいの種類で「回転性めまい」というものがあります。

内耳のセンサーが、まるでフィギュアスケーターが氷の上で回転しているのと同じような信号を脳に送っているため、目が回っているように感じられるのです。

子どものころの遊びで、目を閉じてその場で何度も回転したあとに、目を開けてまっすぐ歩けるか試したという経験のある人も多いでしょう。

そのときと同じような信号が内耳の三半規管から発生することで、眼振《がんしん》という目のふるえが出現して、一点を見つめることができなくなってしまうのです。

めまいは強い不安をともなう

ひとたび、ひどいめまいを経験すると、症状が改善したあとでも「またあのめまいが出たらどうしよう……」と、つねに不安にさいなまれます。

とくに朝のひどいめまいを体験したあとは、寝床から出ようとしたときに少しでもふらつきを感じると、起きるのが怖くなってしまうのです。

少しくらっとしただけで動悸を自覚し、過呼吸発作に陥ってしまう、いわゆる「パニック障害」になってしまうケースも少なくありません。学生であれば、不登校の原因になってしまうこともあります。

めまいを体験したことがない人でも、大きな地震のあと、ほんの少しでもふらつきがあると「地震かな?」とあたりを見回すことがあると思います。

同じように、めまいやふらつきという体験が恐怖という感情をともなって記憶されると、その後の感覚が研ぎ澄まされて、過敏になってしまうのです。

ハンドルの遊びのない自動車のように、ちょっとしたことで、すぐに体が反応してしまうのです。

はっきりした原因もわからず、長いあいだめまいの不安で、のびのびとした気持ちになれず、行動範囲が狭くなって、人生を楽しめないという人がたくさんいます。

激しいめまいが起こったら……

強いめまいを起こすと、多くの人は「脳に異常があるのではないだろうか」と心配になるようです。

しかし、脳に問題があるのは、めまい全体の3パーセントにも満たないという統計結果があります。まずは落ち着きましょう。

では、脳に問題がある場合は、どんな症状があるのでしょうか。

めまい、ふらつき、吐き気、耳鳴り、頭の重い感じのほかに、たとえばうまくしゃべれない、手足がしびれる、手足に力が入らないという場合は、脳に問題があると考えられます。

また、めまいとともに、首の右後ろまたは左後ろがズキズキと強く痛むという場合も、椎骨動脈という首にある動脈が解離している可能性があるので、脳神経内科や脳神経外科を受診しましょう。

めまいが起こったら、横になったままでいいので、まずは「らりるれろ」「ぱぴぷぺぽ」「まみむめも」と声を出してみましょう。

さらに、寝たままで両手足を裏返ったゴキブリのようにバタバタ動かしたり、手を強く握ったりしてみましょう。

思いどおりに発声できて、思いどおりに手足を動かすことができれば、脳はひとまず安心です。

無理に立とうとすると、平衡障害

［図１］めまいが起こったら、脳をチェック

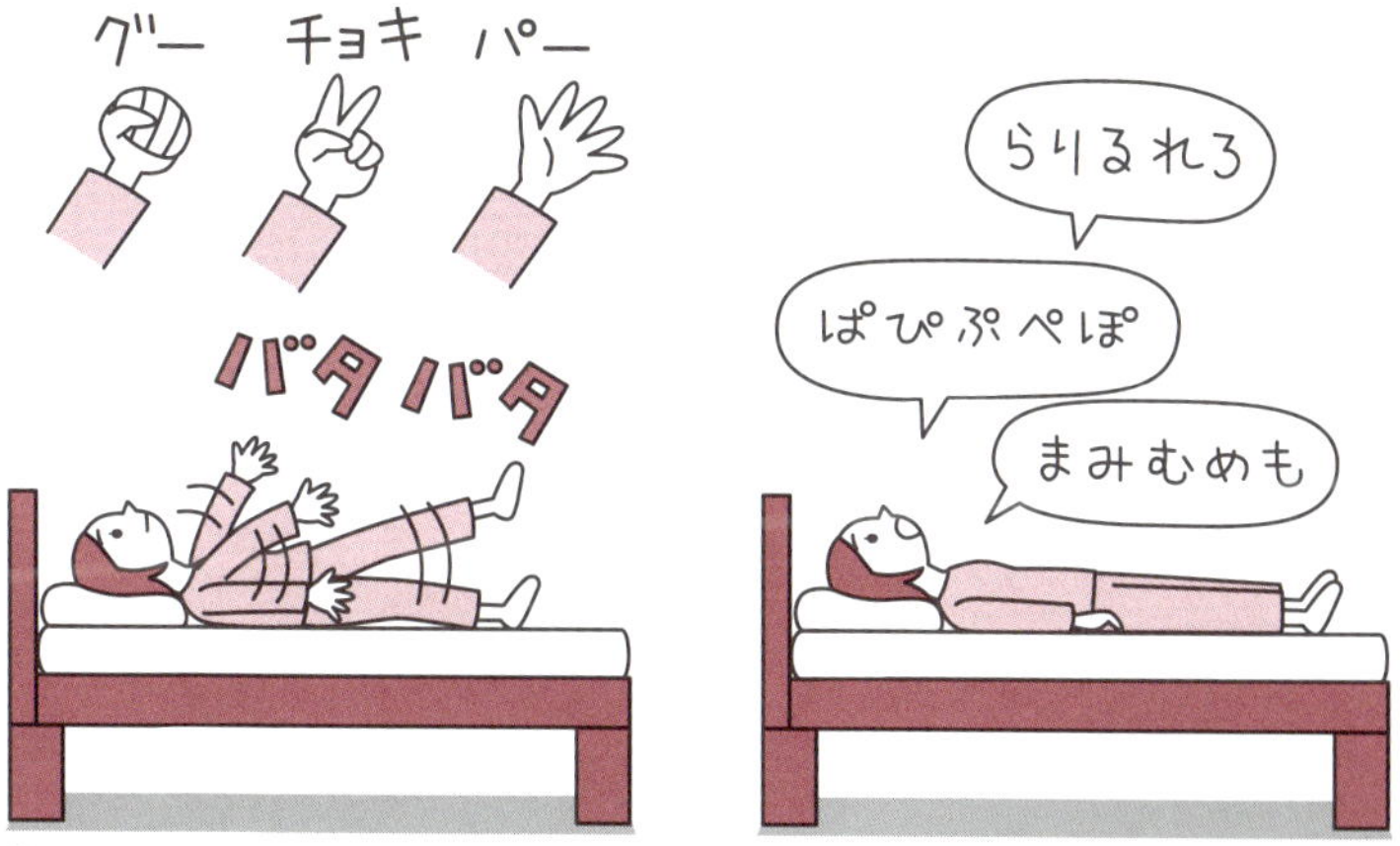

横になったまま手足をバタバタ動かす。両手でグー、チョキ、パーと指を動かす。

横になったまま「らりるれろ」「ぱぴぷぺぽ」「まみむめも」と声を出す。

のためふらついて倒れてしまうことがあります。まずは落ち着いて、めまいが治まるまでじっとしていましょう。動きはじめるときは、ゆっくり、少しずつ動くようにしましょう。

めまいと嘔吐で動けないような場合は、救急車を要請しましょう。救急隊員が適切に判断してくれます。

救急車を呼ぶほどでもないという場合は、脳神経内科や脳神経外科などを受診して、念のため脳の検査をしてもらいましょう。そこで救急処置を受けてから、めまい専門の耳鼻科を紹介してもらうことをおすすめします。

お医者さんだって、自分が激しいめまいと嘔吐におそわれたら、まずは脳の検査をするはずですから、一般の人が脳を心配するのは当たり前の話です。

私の勤務先は、消化器専門の病院です。

そのため、消化器症状の患者さんが多く、「朝から吐いてしまって、動けない」と救急車で運び込まれてくる人もいます。消化器専門の先生が検査をして、胃や腸に異常がないとなれば、めまいによる嘔吐の可能性があるため、私がそのあとを引き継いで診療することもあります。

本人にはめまいの自覚はほとんどないのですが、乗り物酔いのような吐き気を訴えます。患者さんの目を見ると、たしかに眼振があり、めまいの治療によって吐き気がおさまって帰宅されることもあります。

めまいの多くは「良性発作性頭位めまい症」

めまいの7割が、内耳に関連しているといわれています。

そして、めまいのなかでもっとも多いとされるのが「良性発作性頭位《とうい》めまい症」です。

このめまいは、耳の奥で加速度を検知する耳石器（球形嚢・卵形嚢）という器官の中にある耳石（平衡砂）が遊離して、三半規管の中に入ってきてしまう病態です。

頭を動かすと、それに応じて三半規管に迷入した浮遊耳石が動き、ふだんとはちがう内リンパ（内容液）の流れが三半規管の中にできてしまうことで、不自然な信号が内耳から発生し、めまいとして感知されるのです［図2］。

「良性発作性頭位めまい症」は長い名称のため、「耳石性めまい」や「頭位性めまい」、あるいは英語の略語で「BPPV（Benign Paroxysmal Positional Vertigo）」などと呼ばれることもあります。

［図2］良性発作性頭位めまい症

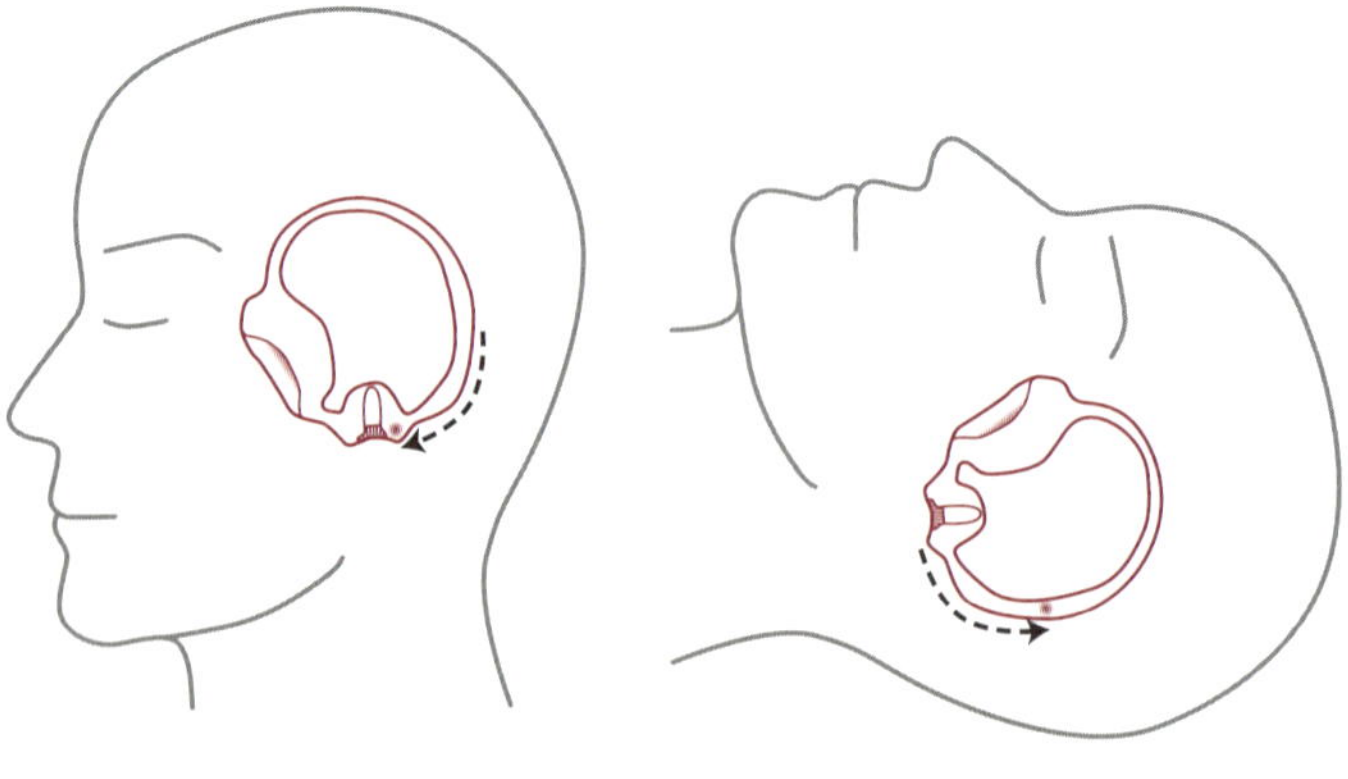

頭位の変化で浮遊耳石が三半規管内を重力に従い移動する（イメージ）。

耳石の成分は、炭酸カルシウムという、いわゆる石灰石と同じ成分で、数ミクロンと粒子が細かく、肉眼的には粉に近いものです。ある程度の大きさの石もあれば、微粉末が沈殿して塊を形成するものもあります。

この耳石の塊の大きさによって、三半規管の中での落下スピードにちがいが生じます。

落下スピードが速ければ、ぐるぐる回る激しいめまいになり、落下スピードがゆっくりなら、ふらつき感として知覚されます。

そしてこの遊離した耳石の三半規管への流れ込みは、寝ているときに起こりやすくなるようです。

仰向けで寝ているときは三半規管の開口部が上を向き、卵形嚢（耳石器）が三半規管よりも高い位置にくるため、流れ込みやすくなると考えられています。

寝ているあいだにはがれ落ちた耳石がたまり、起き上がるときにバサバサと落ちてきてふだんとちがう流れをつくるためにめまいが起こるというのが、いちばん多いパターンといわれています。

微粉末のような耳石の場合、起床時だけにめまいが生じ、日中の活動で拡散して症状がなくなってしまう例もあります。

しかし、なぜ浮遊耳石が発生するのかははっきりしていません。転倒などによって頭を強打した場合は、その衝撃によって浮遊耳石が発生することが知られていますが、一般のめまい患者さんで過去に頭を強打したことのある人は、そう多くありません。

三半規管の中に迷い込んだ浮遊耳石は、頭のポジションを上手に回転させるエプリー法（浮遊耳石置換法）（44ページ参照）によって、元の場所である卵形嚢に戻すことができます。

しかし、エプリー法でうまく治ったかに見えためまいも、数日後同じように再発する場合もあります。エプリー法で6割くらいはよくなるものの、ふらつきのようなめまい感がいつまでも残ってしまう人もいるのです。

じつはそれほど多くないメニエール病

みなさんも、メニエール病という病気はご存じかと思います。

メニエール病のおもな症状にめまいがあるため、めまいが起こると「メニエール病ではないか」と考える患者さんも多いようです。

メニエール病は、めまいと耳鳴り・難聴がセットになって出現します。

メニエール病のめまいの特徴は、回転性の激しいものです。立っているのも困難で、横にならざるをえないのですが、横になっても楽ではないというめまいです。

メニエール病は内耳の内リンパ水腫という水ぶくれの状態が原因といわれていますが、原因不明の部分も多い疾患です。

良性発作性頭位めまい症とメニエール病は、どちらもひどいときは吐き気をともなうため、救急車で搬送されることもあるでしょう。

昔はめまいといえばメニエール病という認識があったため「回転性めまい？　それはメニエールだからすぐに耳鼻科で診てもらいましょう」などと患者さんに説明する内科医などが多かったのでしょう。

前述したように、すべてのめまい患者さんのなかでも、メニエール病はさほど多くなく、せいぜい10パーセント程度です。

メニエール病は耳鼻科が専門で、水ぶくれになった内耳を元に戻す薬が処方されます。

専門医でも迷うめまいの診断

めまいのなかには、特徴がはっきりしてわかりやすいものもあれば、はっきりとした診断がつかないものも数多くあります。

頭の位置を変えるときにめまいが誘発されるものの、同時に耳鳴りも存在する人、以前メニエール病と診断されたが、今回は明らかに良性発作性頭位めまい症と診断されて浮遊耳石置換法ですぐに治った人など、ケースもさまざまなのです。

めまいの診断は医師ですら悩ましく、迷うことが多いため、患者さんが納得できる説明がなされないこともよくあります。

めまいやふらつきが治らないためいくつかの病院をまわっても、はっきりした原因がわからず、同じような薬が処方されるだけで、患者さんも不安になってしまうようです。

あげくの果てには「心の病」といわれ、心療内科や精神科の受診をすすめられたという人も少なくありません。

「めまい難民」という言葉があるほど、どこの病院に行ってもよくならずに悩んでいる人が多いのです。

第2章

めまいの原因がわかった！

めまいは医師でもわかりにくい病態

正直にお話しすると、私自身も医者になりたてのころは、めまいの患者さんを診て脳の検査に異常がなければ、対症療法として抗めまい薬という数種類の薬を出すだけでした。

「脳に異常はありませんので、めまいの薬をお出しします。よくならないなら、耳鼻科で診てもらってくださいね」と、脳の検査をして薬を出せばお役御免という感じだったのです。

みなさんのなかにも、こういった診断をされた人は多いのではないでしょうか。

なぜこういった診察になるかというと、メニエール病をはじめ、めまいのほとんどが耳鼻科系の問題だと考えられていたからです。

もちろん、現在でも内耳などの耳鼻科的な要因で起こるめまいがいちばん多いことに変わりはありません。

しかし、「耳鼻科で診察を受けても異常がなかったから、もう一度診てほしい」と再び来院する患者さんがとても多いのです。当時はしぶしぶめまいの患者さんの訴えを聞きながら、同じような薬を出すことしかできませんでした。

医学の教科書や論文をどれだけ読んでも、めまいに関しては同じようなことばかり書かれています。

耳石が原因ということは教科書に書かれていましたが、それがどのようにめまいと関係するのか、実感がわきませんでした。

教科書を見ても、三半規管の立体構造が平面図でいくつも描かれているばかりで、苦手意識が先に立ってしまい、なかなか理解できませんでした。「耳鼻科の先生はこれをどうやって理解しているのだろうか？」と常々疑問だったくらいです。

あるとき知り合いの耳鼻科の先生に聞いてみたら「あの図はむずかしいですよね。私もめまいは苦手です。それなら鼻やのどを診ていたほうが楽ですよ……」というお話でした。

なるほど、たとえ耳鼻科の先生でもめまいの診療には得意・不得意があり、むしろ得意な先生のほうが少ないのかもしれないと思いはじめたら、ずいぶん気が楽になりました。

自分だってすべての神経疾患が得意なわけではないのだから、同じことだと思えたのです。

エプリー法（浮遊耳石置換法）との出会い

めまい治療がうまくいかず、悶々としているときに、書店の通信販売で『Epley法のすべて』という教則ビデオに目がとまりました。まだVHSビデオテープの時代です。

これを見つけたとき、直感的に「めまい治療のヒントになるかもしれない！」と、すぐに購入して見てみました。

ビデオの内容は、エプリー法の考案者であるジョン・M・エプリー博士自身が、どのようにめまいの患者さんを診察・治療するのかという内容でした。

具体的には、浮遊耳石がどうやってめまいを起こすのか、頭の向きによって耳石がどう動くのか、そしてどうやって元に戻すのかが、映像でていねいに示されていたのです。

紙媒体の教科書ではなかなか理解しにくい部分が映像で示されており、これなら自分にもできそうだと、期待を持てるようになりました。

脳神経内科という診療科は、目に見えない神経の状態を、特殊な診察によってある程度の範囲まで特定していくという診療形態をとっています。

同じように、直接見ることができない内耳の病変部位を、診察によって特定していくエプリー博士の手法に共通点を感じたのです。

しかもそれが治療に直結することが、とても魅力的に感じられました。

エプリー法でのめまい治療

エプリー法とは、頭の位置を動かしながら、耳石を元の場所（卵形嚢）に移動させせる治療法です。

具体的に何をするかといえば、患者さんに寝返りをさせ、ちょうどいい頭の位置（首の角度）のときに起き上がらせる。それだけです。

ただし回転方向や角度は、慣れていないとうまくいきません。

エプリー法を初めて患者さんに施術したときのことは、いまでも忘れません。

患者さんは、サッカー部に所属する高校生の男子でした。1週間ほど前からめまいがあり、耳鼻科を受診しても異常がなかったため、私のところにやってきたのです。

調べてみると、右の垂直方向の三半規管に耳石が入っている所見が認められました。

そこでエプリー法を3回行ったところ、見事にその場でめまいが消失したのです。私は平静を装いつつ、心の中でガッツポーズをしていました。

その後はエプリー法を中心に、漢方薬などを取り入れる治療を数年つづけました。エプリー法は、垂直方向の三半規管に耳石が迷入するタイプのめまいに有効で、このタイプが大半を占めるという統計結果にもとづいて治療をしていました。

そのうち、水平方向の三半規管に耳石が迷入するタイプの患者さんが思った以上に多いこともわかってきました。水平方向の耳石に対するレンパート法という置換法も取り入れながら、診療をつづけていきました。

この一連の治療法は、診療に時間がかかるうえに保険点数がつかないので、私が個人経営の医者なら、きっと成り立たなかったでしょう。

そのうち、「あそこに行けばよく診てもらえる」という口コミで、めまいの患者さんが当院に集まるようになってきました。他院でよくならなかったという人ばかりでした。

そうなると、ひと筋縄ではいかない患者さんも多くなってきます。

エプリー法でうまくいく患者さんが半分、うまくいかない患者さんが半分といった具合です。うまくいかない場合でも、点滴や薬を工夫して、少しでもめまいが軽くなるように治療をつづけていました。

一時はよかった治療成績も、患者さんの数が増えるにしたがって、徐々に悪くなっていきます。

「なぜよくならない患者さんがいるのか？　自分のやっていることは正しいのか？」と自問しながら、文献やネットで情報を調べる日々を送っていました。

頭部CTに感じたある「違和感」

その日も、いつものようにめまいの患者さんを診察していました。

患者さんは45歳の男性。ある朝強い回転性めまいがあり、その後もめまいがおさまらないとのことでした。

耳鼻科を受診して薬を処方してもらったものの、まったくよくならなかったため、来院されたのです。

その患者さんを左向きに寝かせると、回転性のめまいが誘発されたため、左の三半規管に耳石が迷入するタイプの良性発作性頭位めまい症と診断しました。その場で耳石を元に戻すエプリー法の手技を施したところ、めまいはよくなりました。

耳石が元の位置に戻り、患者さんも満足されて帰っていったのです。

よくなってめでたしと安心していたのですが、1週間後に、またまめまいが出てきたと来院されたのです。

再度診察すると、やはり前回と同じく左の三半規管に耳石が迷い込むタイプなのですが、同じようにエプリー法の手技を施しても、少ししか改善しないのです。

点滴治療をして、念のため頭部CTを撮影してみました。

その写真が［画像1］です。

CT検査では、脳や頭蓋骨にはまったく異常ありません。

しかし、CTをつらつらと眺めていると、ふだんは気にならない部分が気になってしかたありませんでした。

両側のこめかみの筋肉（[画像1]の矢印が指している部分）に、目が吸い寄せられるのです。

「ここ（こめかみ）の筋肉が、ずいぶん厚くなっているな……」

いままで20年以上、同じようなCTを何度も目にしてきましたが、こめかみの筋肉の厚いことの意味を考えたことなどありませんでした。

せいぜい「よく硬いものを食べるんだろうな」程度のものです。

[画像1] 45歳男性の頭部CT

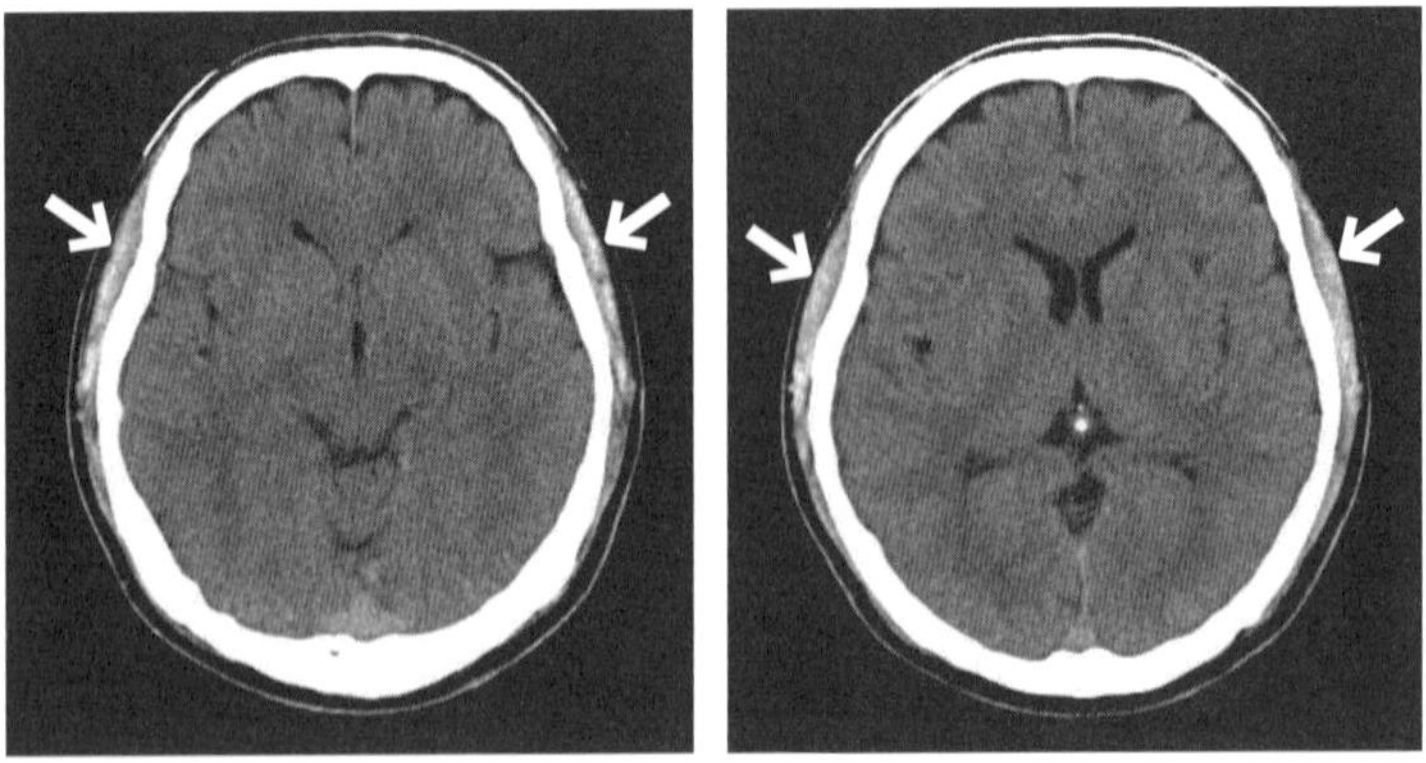

放射線科の専門医がこのようなCTを見たとしても、こめかみの筋肉に腫瘍でもできていないかぎり、ほぼノーチェックです。きっと、脳の検査をされる多くの先生方も同様だと思われます。

患者さんが教えてくれためまいの原因

そのCTを見ながら、その患者さんに対して、次のような言葉が自然に口をついて出たのです。

「失礼ですが、歯ぎしりがあるといわれたことはありませんか?」

自分でも、なぜこんな質問をしたのかと驚きました。

いままで、めまいの患者さんに対して歯ぎしりについて質問したことなどありません。はたして、この質問に患者さんは次のように答えました。

「はい、あります。去年の秋に歯が痛くなって歯医者さんに行ったら、歯ぎしりが原因で痛みが出るといわれて、マウスピースをつくってもらいました」

いままでこめかみの筋肉の厚みの意味など考えたこともなかったのですが、このときばかりは「もしかしたら、めまいと関係があるのかもしれない」と直感しました。

この患者さんが、わざわざそれを教えるために来てくれたように思えたほどです。

この患者さんには、めまいの薬に加えて、歯ぎしり予防に効く薬をとっさに考えて処方し、めまいはおさまりました（薬のくわしい内容については、第6章でお伝えします）。

この経験をもとに、以降はめまいだけでなく、頭痛などあらゆる患者さんに「歯ぎしりや食いしばりはありませんか？」とたずねてみました。

しかし、「ありません」「わかりません」という返答ばかりです。

眠っているあいだのことを聞いているのですから、無理もありません。

そんな患者さんたちのこめかみの筋肉の厚みを頭部CTで見てみると、やはり厚くなっているように見えるのです。

先ほどの患者さんのように、自分で歯ぎしりを自覚している人は、かなり稀な存在なのです。

そこで気になったのが「こめかみの筋肉の厚みの正常値は、どのくらいだろうか？」ということです。

正常値がわかれば、患者さんのこめかみの筋肉の厚みを客観的に評価して、睡眠中の歯ぎしりや食いしばりの癖があることに説得力が生まれます。

ところが、ＣＴや解剖などの教科書や論文などをいろいろ検索しても、満足な結果は得られませんでした。こめかみの筋肉の厚みなど、これまでほとんど注目されたことがなかったのです。

こうなったら、自分がこれまで見てきたＣＴをもとに平均値を算出してみようと、私は意を決しました。

その結果が、本書を書くきっかけにもなったのです。

脳に異常はなくても、こめかみが厚かった！

「他院で頭の検査をしてもらったのですが、脳に異常はないといわれました」

私のところに来院される患者さんは、口をそろえてこういいます。

たしかに、脳の専門の先生方は、脳に異常がないかどうかをプロの目で判断してくれます。脳出血や脳梗塞などの脳血管障害はないか、聴神経腫瘍に代表される脳腫瘍はないかと、目を皿のようにしてMRIやCTをチェックしてくださるのです。

もちろん、それに関して疑問を抱く必要はありません。読影された先生のいうとおり、脳自体に異常はないのです。

しかし、同じ脳の検査でも、脳の外に目を移すと、その人の噛み方の癖などが、こめかみの筋肉の厚みにあらわれていることに気づきます。

このこめかみの筋肉のことを「側頭筋」といいます。

［画像2］のCTを見てください。左右の側頭筋の厚みがちがうことに気づくと思います。

厚いほうの筋肉（この場合は右側頭筋）を使った食べ物の咀嚼《そしゃく》、夜間に右にかたよった食いしばりや歯ぎしりなどがあることが想像されます。

このように、側頭筋の厚みに着目して、過去に当院で撮影した頭部CTについて解析をしていきました。

調査対象と側頭筋の厚みの平均値

まず2013年から2017年までの5年間に当院で頭部CTを撮影

［画像2］CTにおける側頭筋の左右差の例

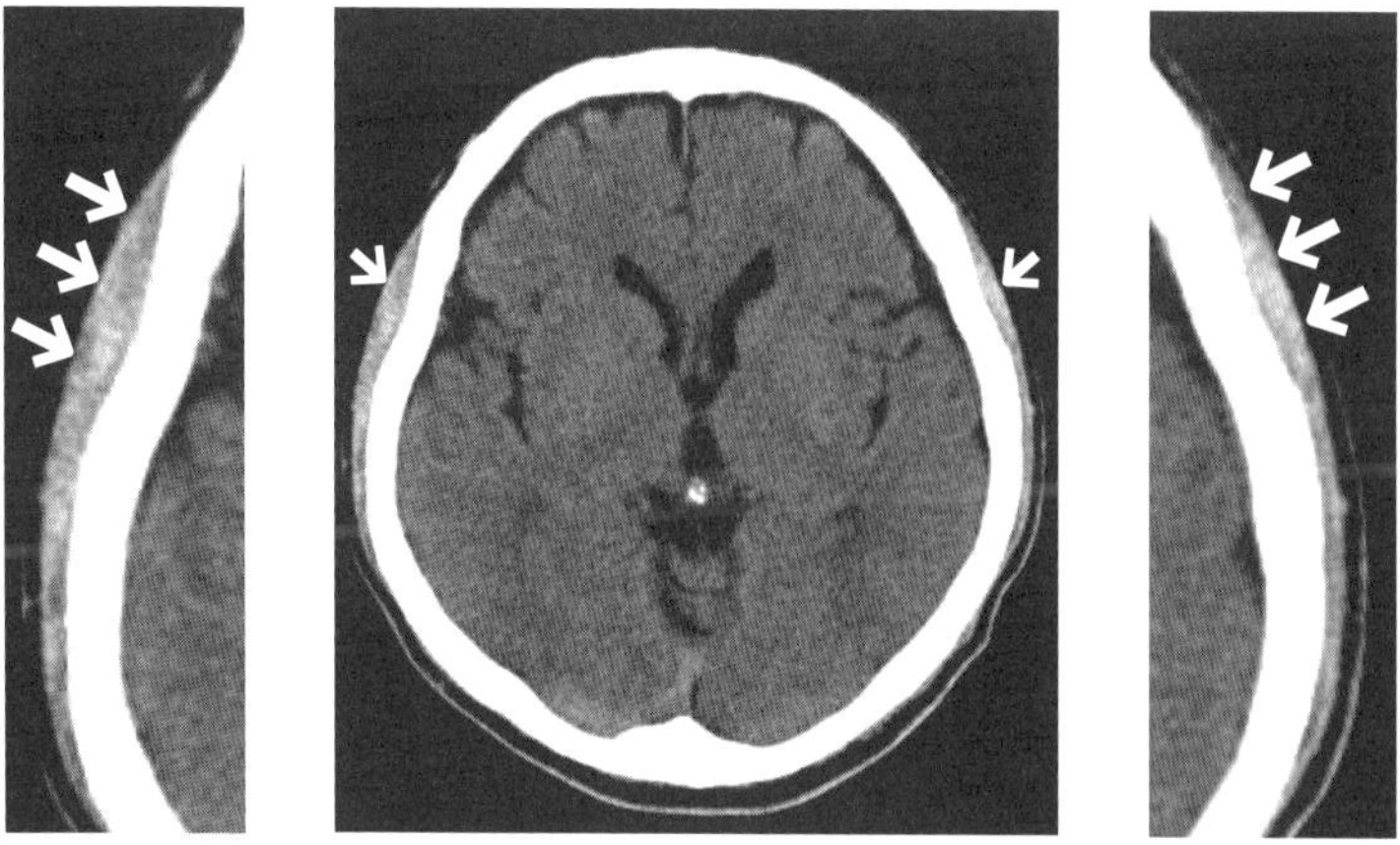

右側頭筋拡大　　左側頭筋拡大

した2892名について、男女別に側頭筋のいちばん厚い部分を計測して、統計をとりました（測定法は104ページ参照）。

CTを撮影した動機は、［図3］の円グラフのとおりです。

めまいや頭痛、しびれや麻痺など、なんらかの症状があって撮影した人が57パーセント、認知症を心配して撮影した人が19パーセント、人間ドックを受けた人が13パーセント、その他脳血管障害の経過観察、ごく短時間意識を失った方の精査目的など、多種多様です。男性1205名、女性1687名の側頭筋の平均値を計測した結果が［図4］のようになります。

男性の平均は6・71ミリメートル、女性の平均は5・83ミリメートルで、男性のほうが平均で女性よりも厚く、この男女間に統計的有意差（偶然にちがいが出たわけではないということ）が認められました。

こめかみとはいえ筋肉ですから、男性のほうが厚くなりやすいようです。

この平均値をもとに、さまざまな疾患のある人の側頭筋の厚みの平均を男女別に比較して、関係性を考えてみました。

［図３］頭部 CT の撮影動機

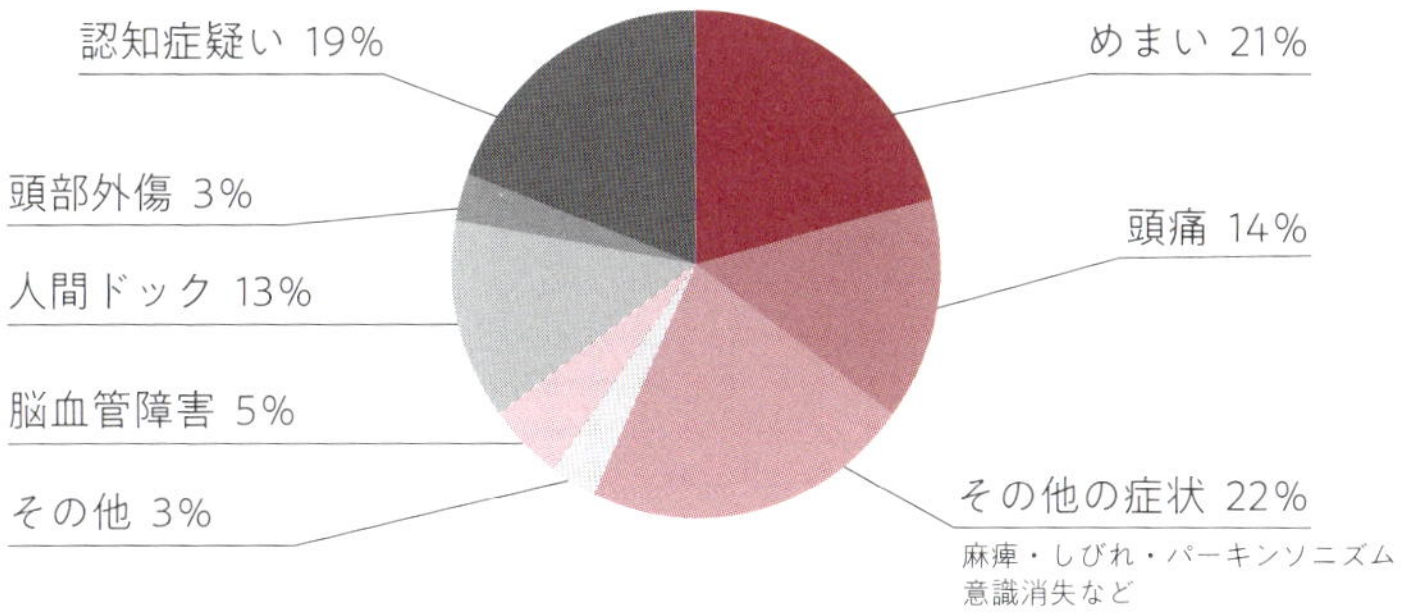

［図４］側頭筋の最大厚の平均値

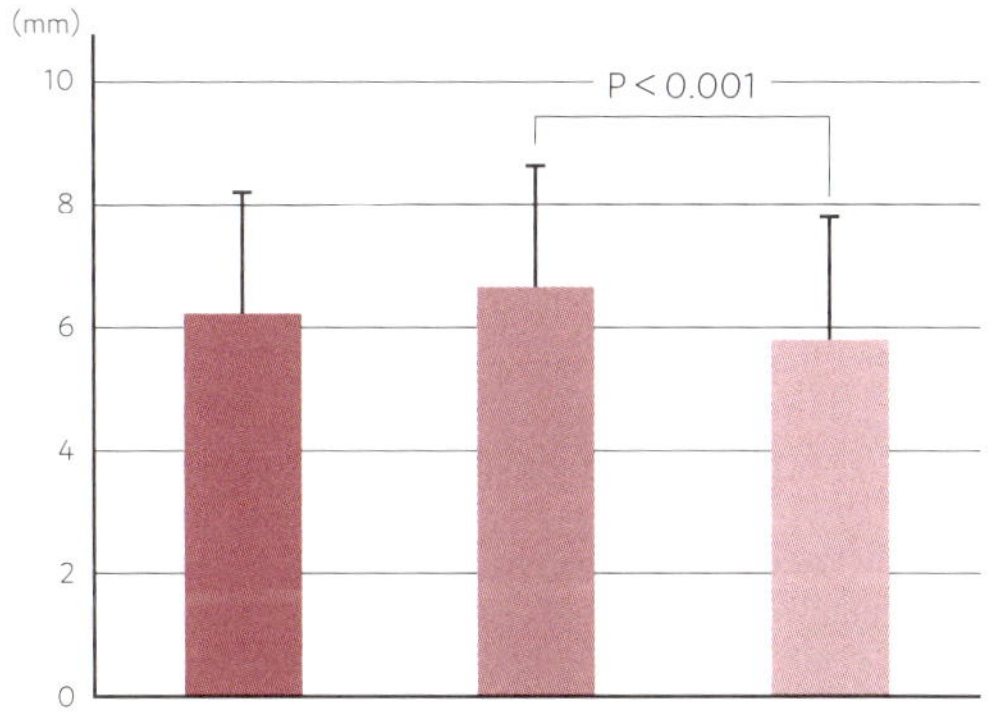

	全体	男性	女性
データ数（人）	2,892	1,205	1,687
平均値（mm）	6.20	6.71	5.83
平均年齢（歳）	63.41	61.38	64.85

Welch's t test　　2018　Hiromichi Sato

歯ぎしり・食いしばりがあると厚くなる！

まず、歯ぎしり・食いしばりがある人の側頭筋の厚みが、本当に全体平均よりも厚くなっているのかが問われます。

そこで、すでに歯科の先生や配偶者など、他者から客観的に睡眠中の歯ぎしり・食いしばりを指摘されている人たちのみを抽出してみました。

男性70名、女性139名の側頭筋の平均値は、男性9・26ミリメートル、女性8・31ミリメートルと、全体とくらべて統計学的にも有意に厚くなっていることがわかりました［図5］。

歯ぎしり・食いしばりがあれば、噛むための筋肉が厚くなるのは当然といえば当然ですが、これまであまり議論されていなかったのです。これで「歯ぎしり・食いしばりによって側頭筋は有意に厚くなる」ことが、統計学的に示されました。

ちなみに、頭部CTには、側頭筋という咀嚼筋の一部しか写っていません。しかし実際にものを噛むときには、おもに側頭筋、咬筋、外側翼《がいそくよく》突筋《とっきん》、内側翼突筋《ないそくよくとっきん》という4つの筋肉が使われます。ですから、側頭筋以外の3つの筋肉も同じように厚くなっています。

とくに、咬筋が厚くなるとえらの部分がふくらんで見えます。そのため、正面から顔を見るだけで、歯ぎしり・噛みしめの癖の有無や、片側ばかりで咀嚼しているかどうかがある程度想像できます。

［図5］歯ぎしりのある群と全体の側頭筋の厚みの比較

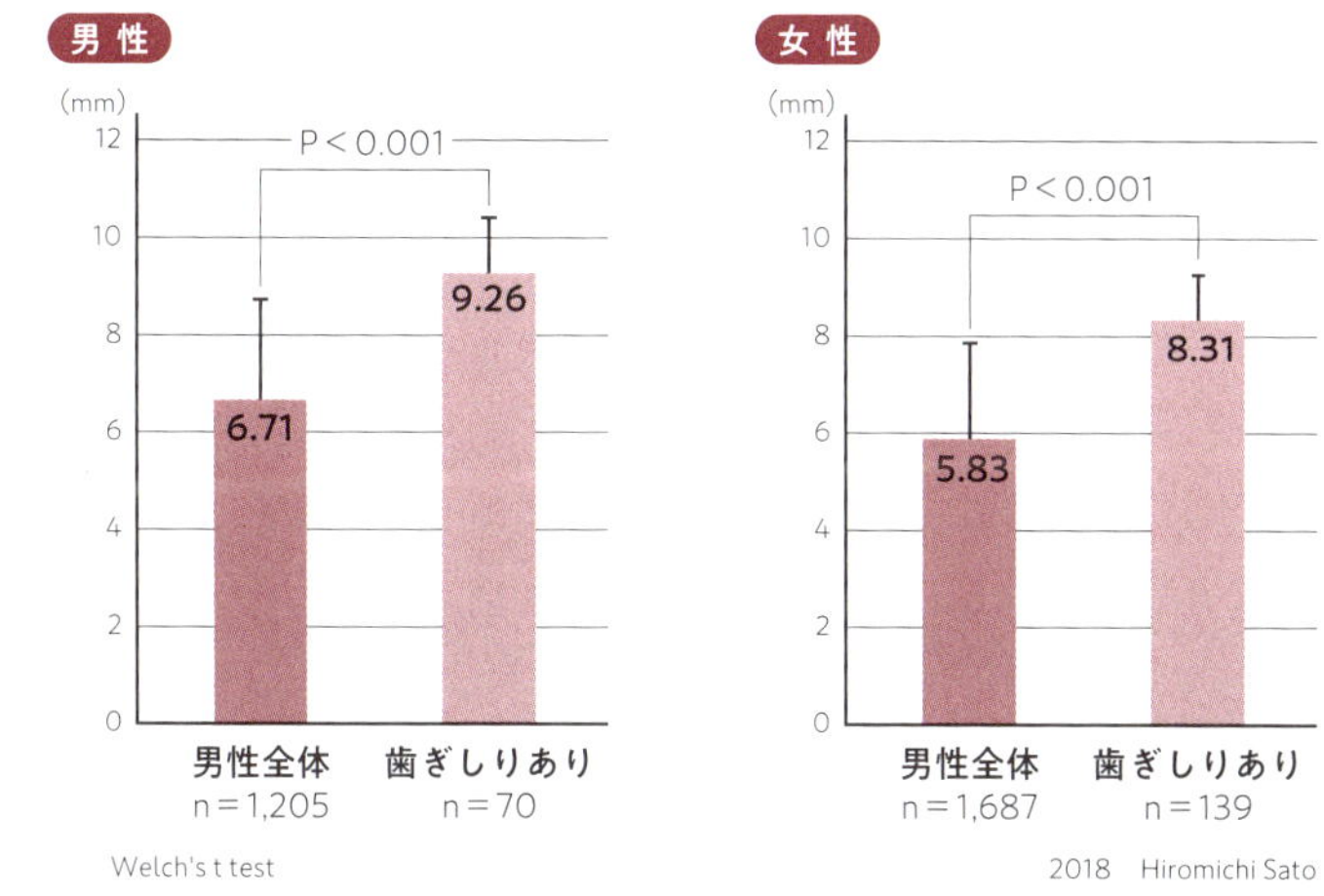

めまいの患者さんのこめかみの状態

さて次に、本書のテーマでもある、めまいの患者さんたちの側頭筋を全体と比較してみましょう。

めまいを主訴に来院した人、およびめまいの既往のある人、男性214名、女性470名の側頭筋の厚みの平均は、男性8・46ミリメートル、女性7・46ミリメートルで、男女ともに全体とくらべて有意に厚くなっていることがわかります［図6］。歯ぎしり・食いしばりがめまいに影響を与えていることが、統計学的有意差をもって示されたのです。

この男女あわせて684名のめまいは、そのほとんどが良性発作性頭位めまい症や、それに近いタイプのめまいです。なかにはメニエール病の既往のある人、どちらともつかないめまいの人もいます。

なぜ、めまいと歯ぎしり・食いしばりが関係するのかは次章で考察しますが、いままであまり議論されたことがないため、耳鼻科の先生のなかには、この結果を疑われる方もいるかもしれません。

歯科の先生が書かれた書籍にも、頭痛や肩こりが歯ぎしり・食いしばりに関係することは記載されています。しかし、めまいまでが歯ぎしり・食いしばりに関係すると書かれた書籍や文献は少ないのです。

［図6］めまいのある群と全体の側頭筋の厚みの比較

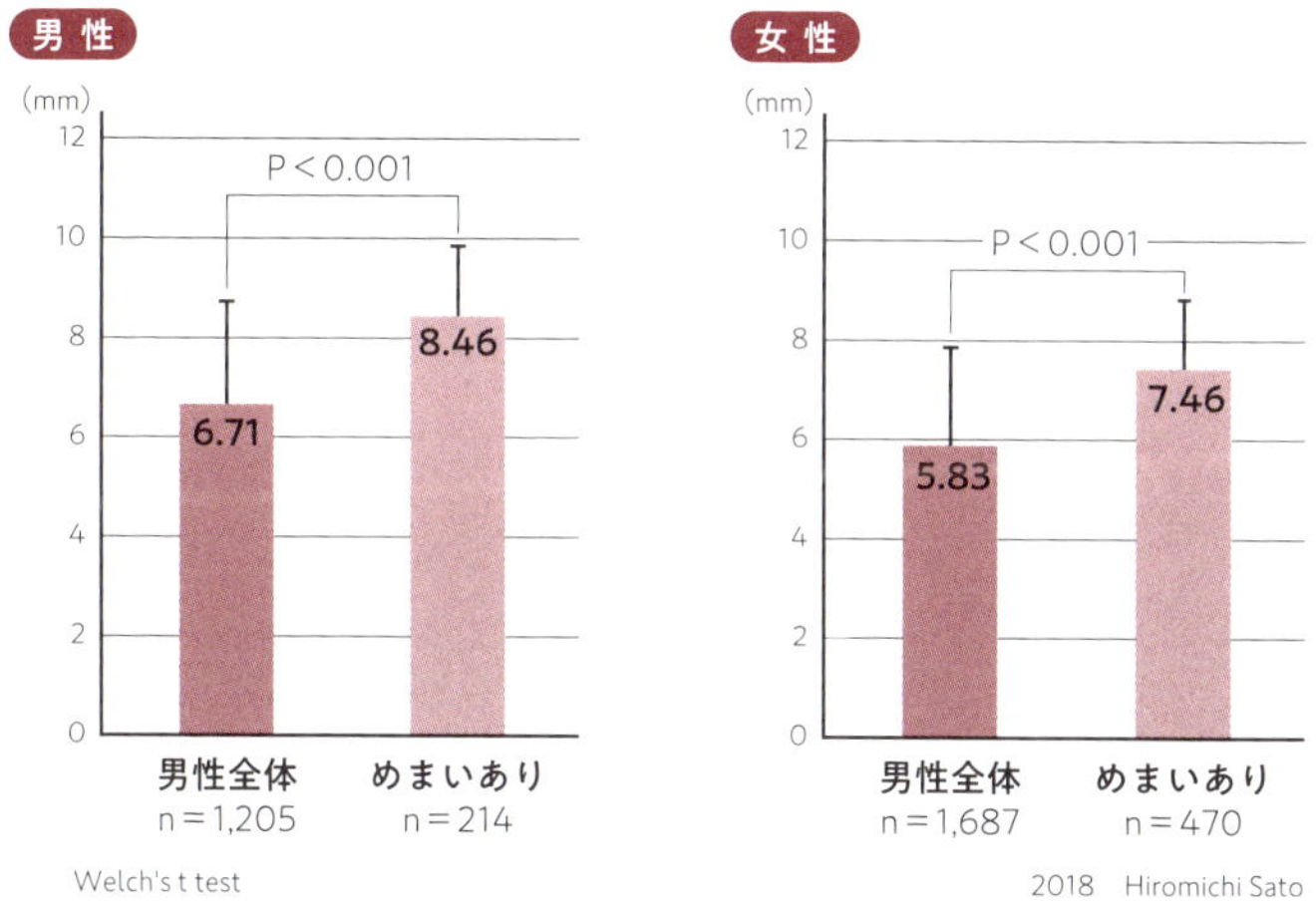

Welch's t test　　2018　Hiromichi Sato

頭痛の患者さんのこめかみも厚かった！

先ほども触れましたが、歯科の先生方は、歯ぎしり・食いしばりが頭痛や肩こりと関連することはよくご存じです。

マウスピースや噛み合わせ治療による頭痛や肩こりの改善は、歯科では一般的なものです。

しかし、一般の頭痛外来で歯科的な問題点の有無を患者さんにたずねることは、あまりないと思われます。

さて、今回は頭痛の患者さんについても、統計をとりました。

男性219名、女性379名の頭痛の患者さんの側頭筋の平均値は、男性8・57ミリメートル、女性7・56ミリメートルで、男女ともに有意に側頭筋が厚いことがわかります［図7］。

頭痛のほとんどは、緊張型頭痛という筋肉の緊張がもたらす頭痛ですが、なかには片方のこめかみがズキズキと脈打つように痛いという片頭痛のような症例や、閃輝暗点（突然ギザギザした光のような視界に現れ、広がっていく）という前兆をともなって出現する頭痛もあります。

次章でくわしくお伝えしますが、めまいの患者さんのなかには、めまいと同時に頭が痛いとか頭が重いと訴える人が多いのです。

また、ある年齢までは頭痛が主体で、年齢とともにめまいが主体に

［図７］頭痛のある群と全体の側頭筋の厚みの比較

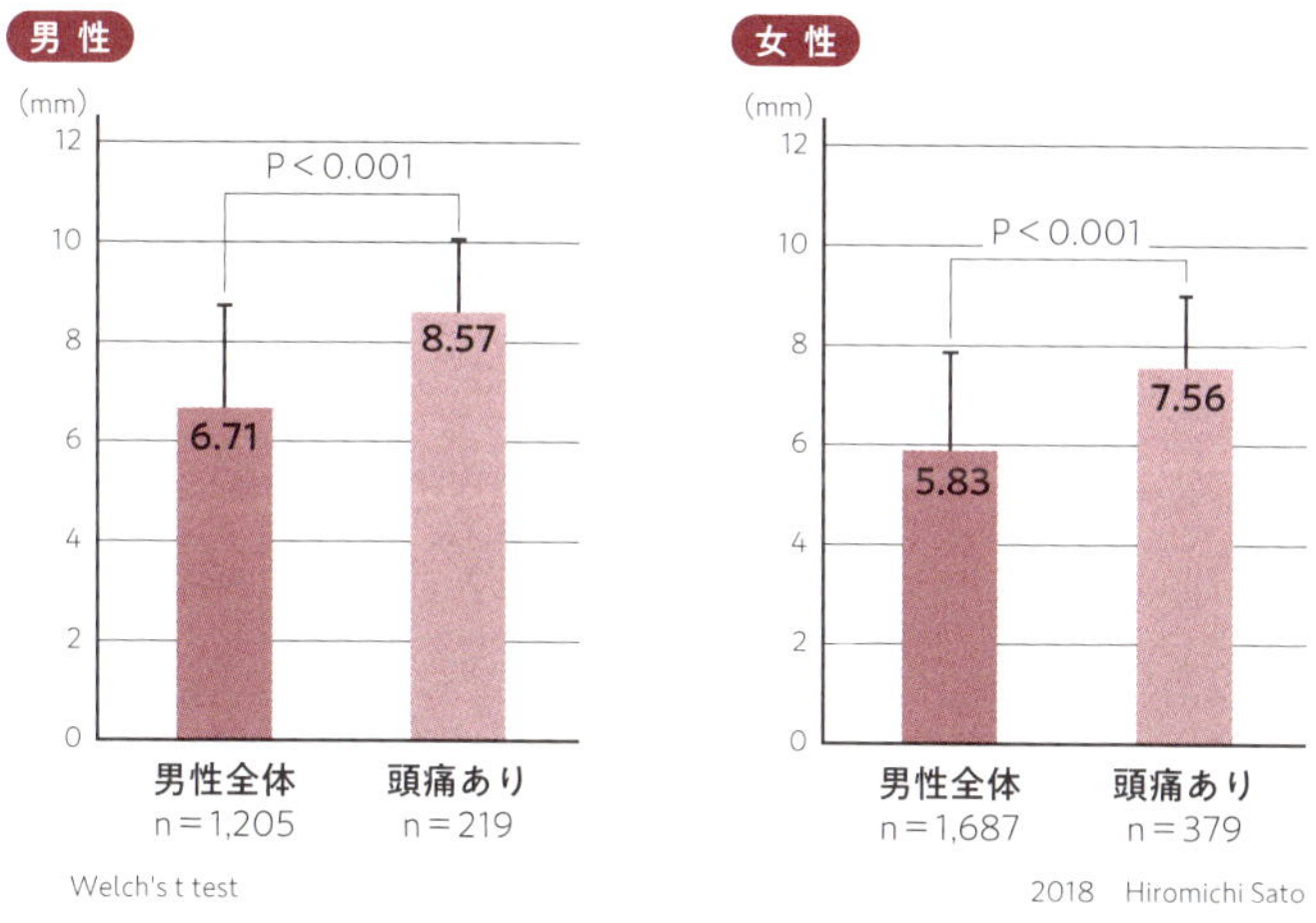

なってきたという人もいます。

頭痛とめまいに共通の原因があるなんて、なかなか想像できませんよね。

めまい・頭痛以外の症状はどうか？

［図8-1］と［図8-2］を見てください。

めまい・頭痛以外では、耳鳴りのある人も側頭筋が厚い傾向にあります。

サンプル数は少なくなりますが、鼻出血、結膜下出血も側頭筋が厚い人が多く、歯ぎしり・食いしばりと関係がありそうです。

鼻出血のデータでは、ちくのう症や副鼻腔炎などの炎症によるものはCTを確認して除いてあります。原因がはっきりしない鼻出血の人のみの平均です。

結膜下出血とは、白目の部分に出血して目が真っ赤になってしまう病態です。

殴られたなどの外傷によるものなら原因がわかりやすいのですが、原因が特定でき

[図 8-1] 耳鳴りのある群と全体の側頭筋の厚みの比較

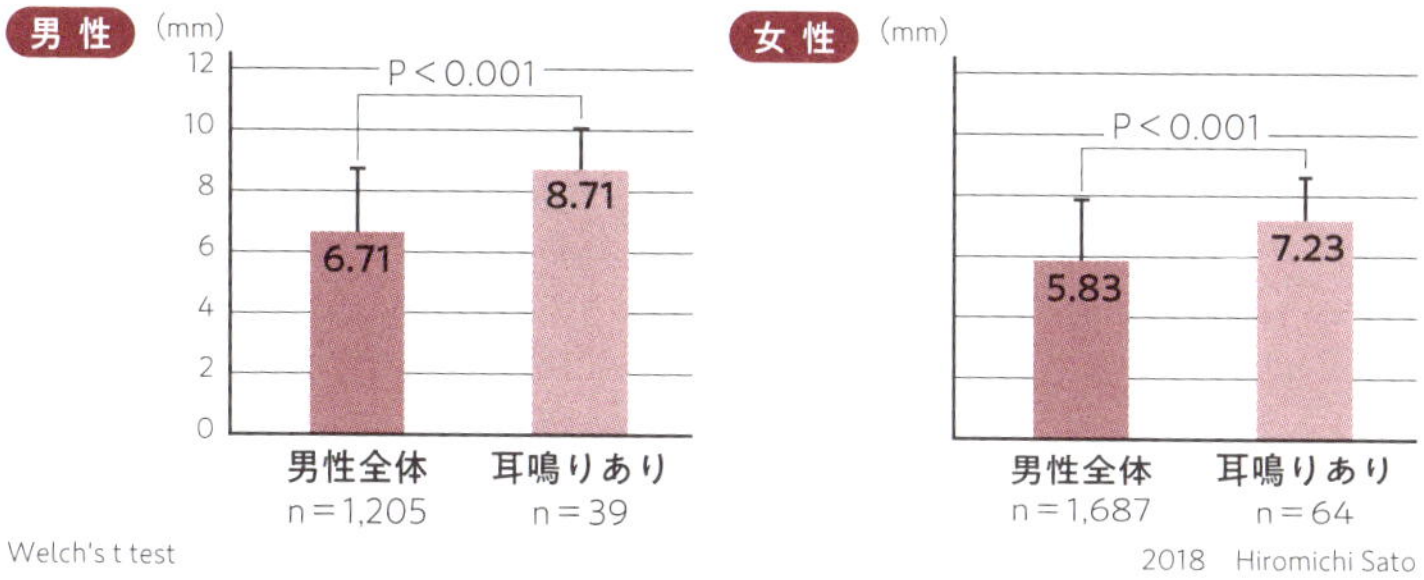

[図 8-2] 鼻出血・結膜下出血のある群と全体の側頭筋の厚みの比較

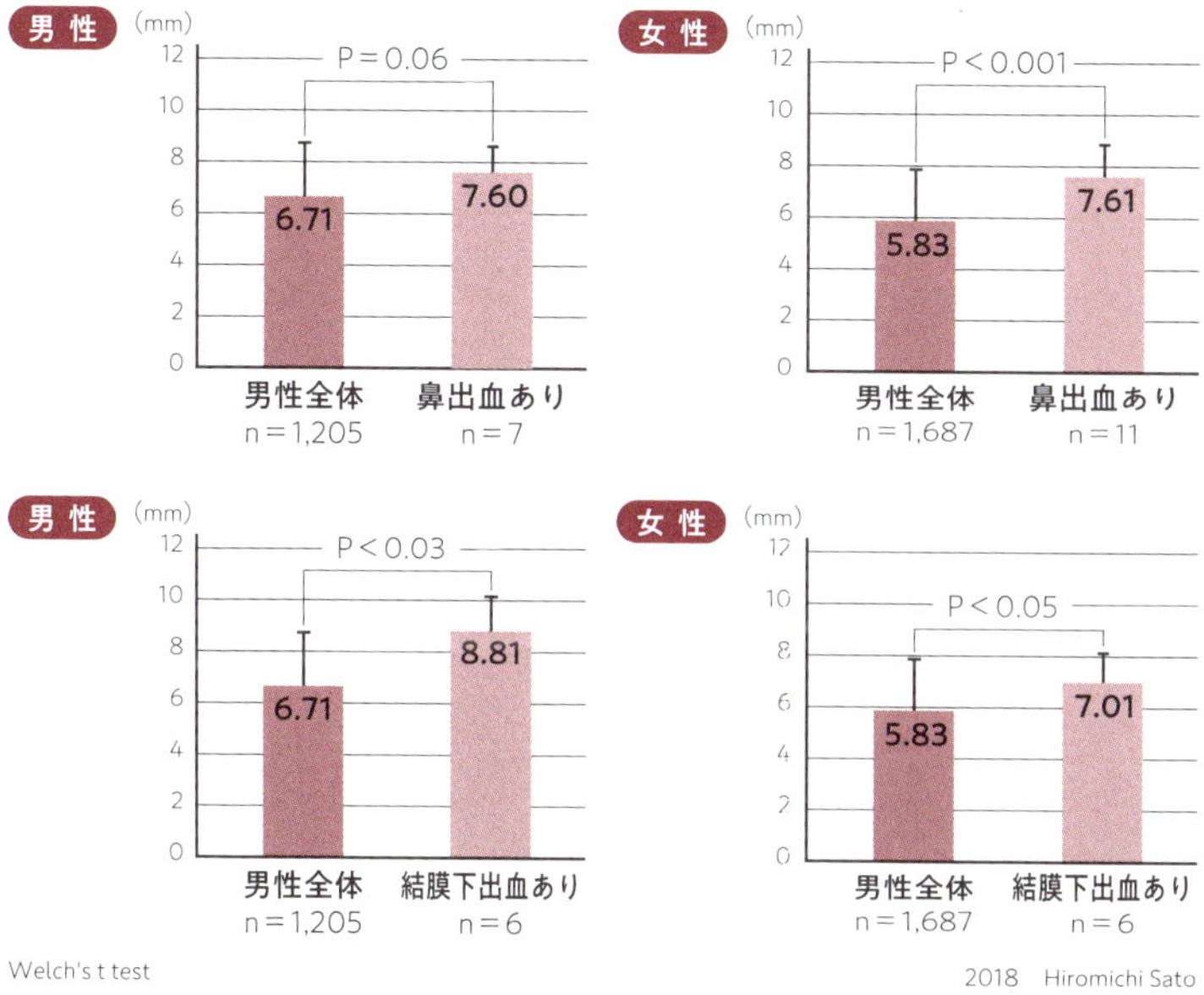

ないことも多いのです。この原因が特定できない結膜下出血の患者さんの側頭筋も、平均より厚くなっていました。

また、突発性難聴についても、側頭筋が厚い人が有意に多く認められました。

突発性難聴とはその字のごとく、突然耳が聞こえなくなる病気で、はっきりした原因がわかっていません。ストレスが関連しているといわれていますが、ウイルスや血流障害の可能性も指摘されています。

歯ぎしり・食いしばりによる側頭筋の変化

みなさんも、奥歯をぐっと噛みしめたり、固いものを咀嚼しているときに、こめかみのあたりがモリモリと動くことを自覚されると思います。

また、食事をしている人を見ていると、こめかみの筋肉の動きがわかることがあると思います。「こめかみ」という音が示すとおり、お米を噛むときに目立つ場所だからだと思われます。

ちなみに、本書では「こめかみ」とひらがなで表記していますが、漢字では「顳顬」と、かなりむずかしい文字が当てられています。

歯ぎしり・食いしばりの癖があると、このこめかみの筋肉が変化していきます。

どんな変化があるのか、4つのパターンを見ていきましょう。

①側頭筋の厚みが増加する

食事などによる通常の咀嚼運動では、こめかみの筋肉はさほど厚くなりません。

現代の食生活では、昔にくらべてやわらかいものを食べる機会が増えていますから、なおさらです。

いちばん厚い部分でも、平均では男性6・7ミリメートル、女性5・8ミリメートル程度です。

通常の食事をするために必要な噛む力は、せいぜい50キログラム程度です。

しかし、睡眠時に歯ぎしり・食いしばりが起こると、100キログラムから200

キログラムという負荷が歯にかかってきます。

この力を出すのは、側頭筋、咬筋、外側《がいそく》・内側翼突筋《ないそくよくとつきん》ですが、毎晩強い力で噛みしめつづければ、筋肉は肥大していきます（くわしくは119ページ参照）。

筋肉の発達を左右するのは、タンパク質とホルモンです。

代表的な筋肉増強ホルモンといえば、男性ホルモン（テストステロン）です。女性でも多少はつくられますが、圧倒的に多いのはもちろん男性です。この

[画像3] 過去5年間で側頭筋厚最大の症例

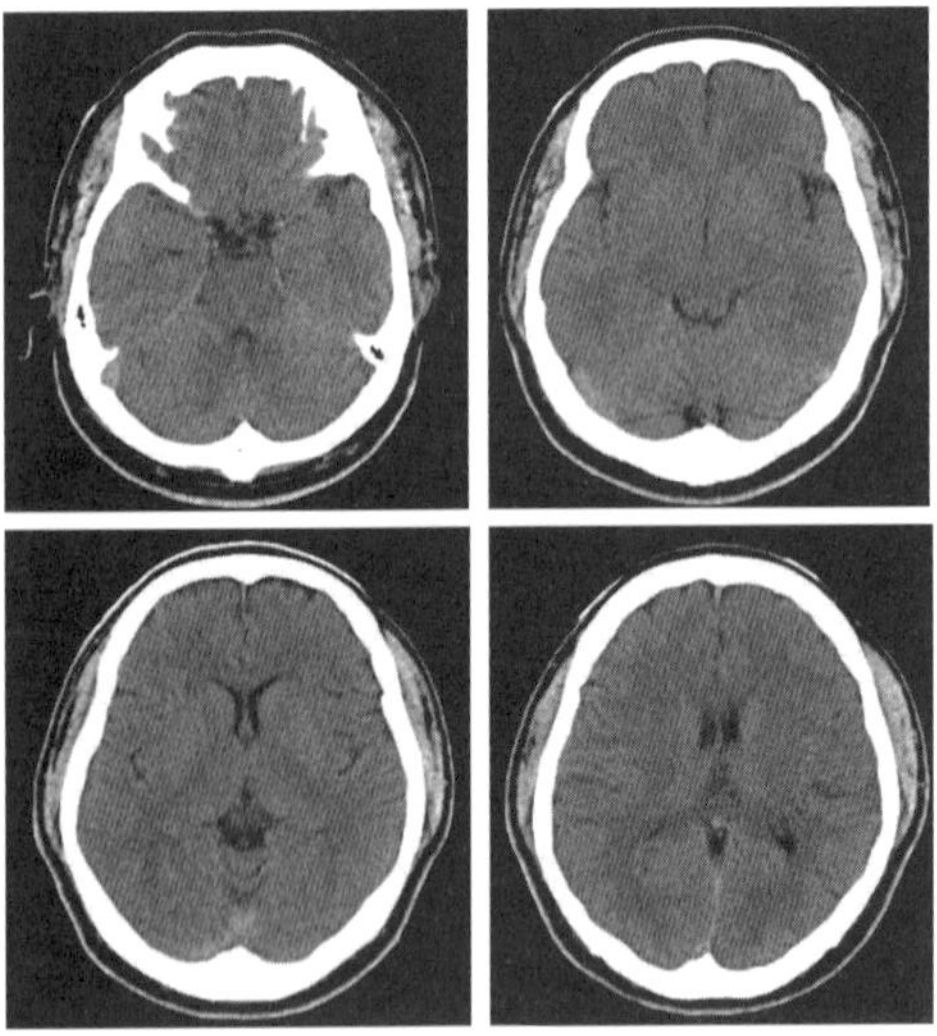

45歳男性
主訴：めまい・吐き気
最大側頭筋厚：14.02 mm

ホルモンの差が、先ほど記述した男女の平均値のちがいになると思われます。

また、壮年期といわれる20代後半から40代にかけて、側頭筋はもっとも厚くなり、年齢とともに薄くなる傾向があります。

［画像3］は当院の5年間で、最大の厚みを計測したCTです。45歳男性、めまいを主訴に来院された患者さんで、厚みは14ミリメートルもあります。

②こめかみが鍛えられて「脳筋コントラスト」が生じる

筋肉は、鍛えると硬く締まってきます。

歯ぎしり・食いしばりのある患者さんのなかには、筋肉の厚みは正常範囲であるにもかかわらず、硬く締まった筋肉になっているケースが見受けられます。女性にこの傾向が強いようです。

この場合、CTを見るとさほど厚みはないのですが、輝度が高く、白っぽく描出されます。

正常では脳実質とおなじような濃さの筋肉なのですが、明らかに白っぽく輝いて見えるのです［図9］［画像4］。脳実質と側頭筋のグレー諧調に差が生じて、コントラストが出ています。

腹部エコー用語に「肝腎コントラスト」という言葉がありますが、筆者はこれを「脳筋コントラスト」（筆者の造語）と呼び、歯ぎしり・食いしばりのある患者さんに特徴的な所見と考えています。多くのCTを見くらべて得た結論です。

③左右で側頭筋の厚みがちがう

誰でも利き手があるように、多くの人は、噛むときに左右どちらかにかたよる傾向があります。

かなり意識しないと、左右均等に咀嚼するのはむずかしいようです。

歯ぎしり・食いしばりを専門にされている先生によれば、噛みしめるのは左が多いそうです。睡眠時の歯ぎしり・食いしばりは、ふだん使わないほうで起こることが多いのでしょうか。まだ謎の多い病態です。

頭部CTを見ていると、側頭筋の肥大に左右のちがいが認められるケースが多く見

［図９］側頭筋の高輝度化のパターン

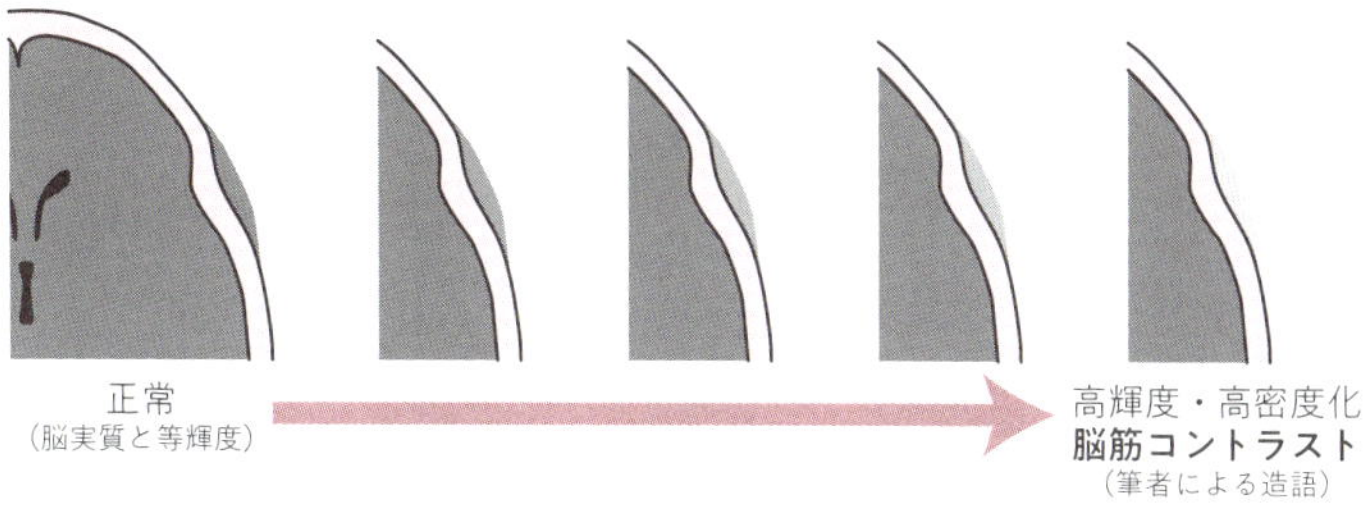

［画像 4-1］側頭筋の正常輝度

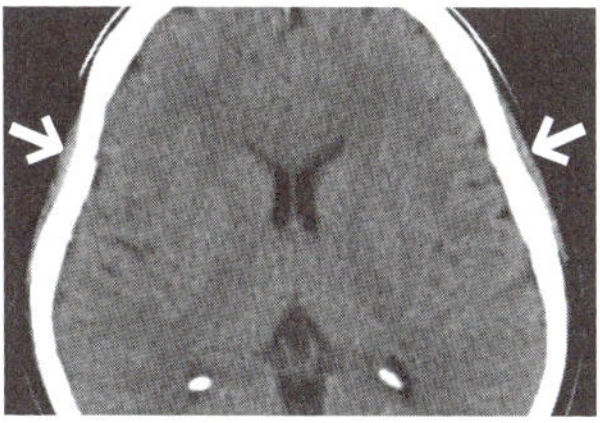

正常輝度では脳実質とほぼ同等の輝度を示す。

［画像 4-2］側頭筋の高輝度化のＣＴ

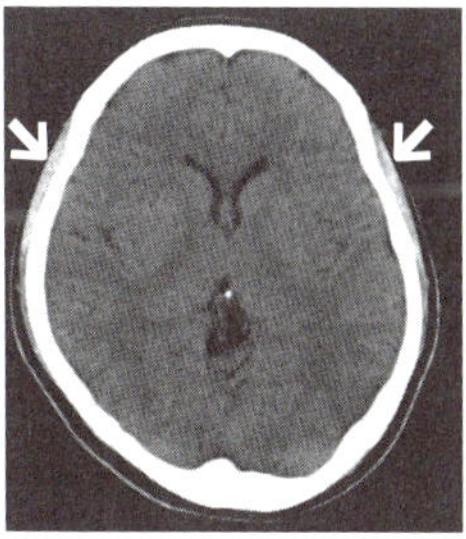

30歳女性　めまい

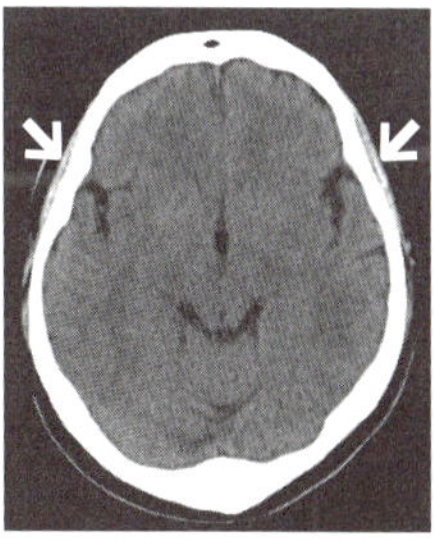

46歳女性　頭痛とめまい

受けられます。ふだんよく咀嚼する側の側頭筋が肥大する傾向はあるようです［画像5］。

④側頭筋の前半部分の肥大と後半分の肥大パターン

頭部ＣＴで側頭筋を観察していると、側頭筋の前半部分が肥大している、後ろ半分が肥大しているといったように、肥大に差があります。

これを前半肥大型、後半肥大型とに分けてみると、前半肥大型は前歯に負荷がかかる人が多く、音の少ない噛み締めタイプが多い印象です。

［画像5］側頭筋の左右差

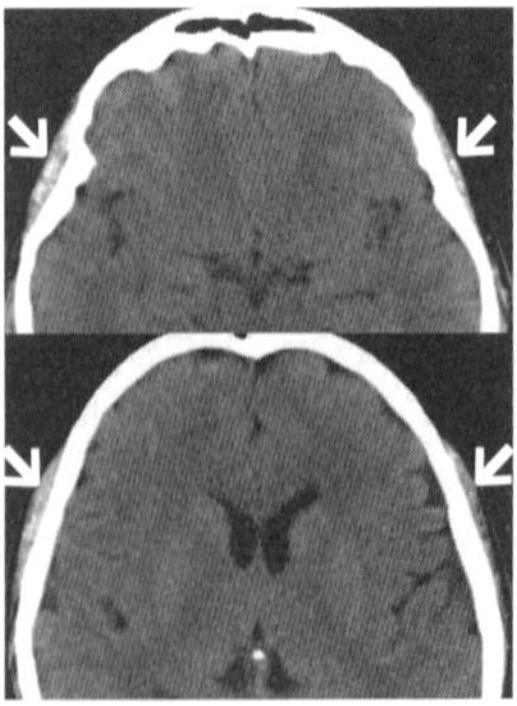

35歳女性 慢性頭痛
側頭筋厚 :8.23mm ／ 4.61mm
右優位の側頭筋肥厚

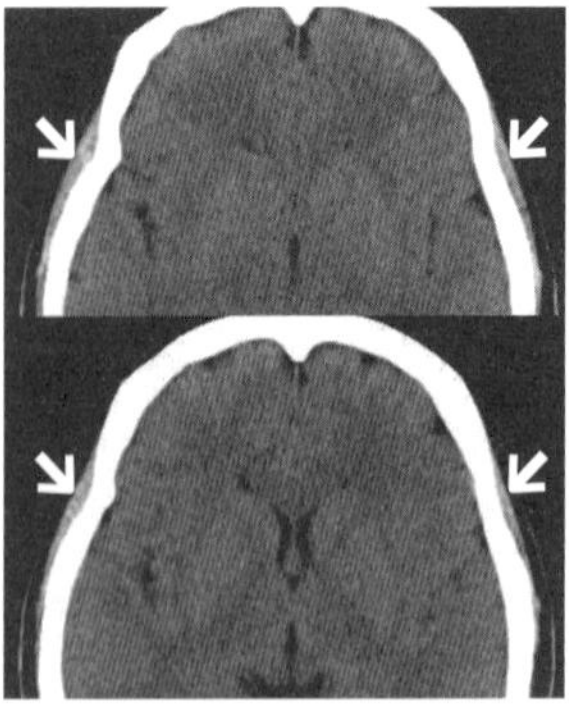

46歳女性 慢性頭痛
側頭筋厚 :5.85mm ／ 4.59mm
右優位の側頭筋肥厚

［図10］側頭筋の肥大パターン

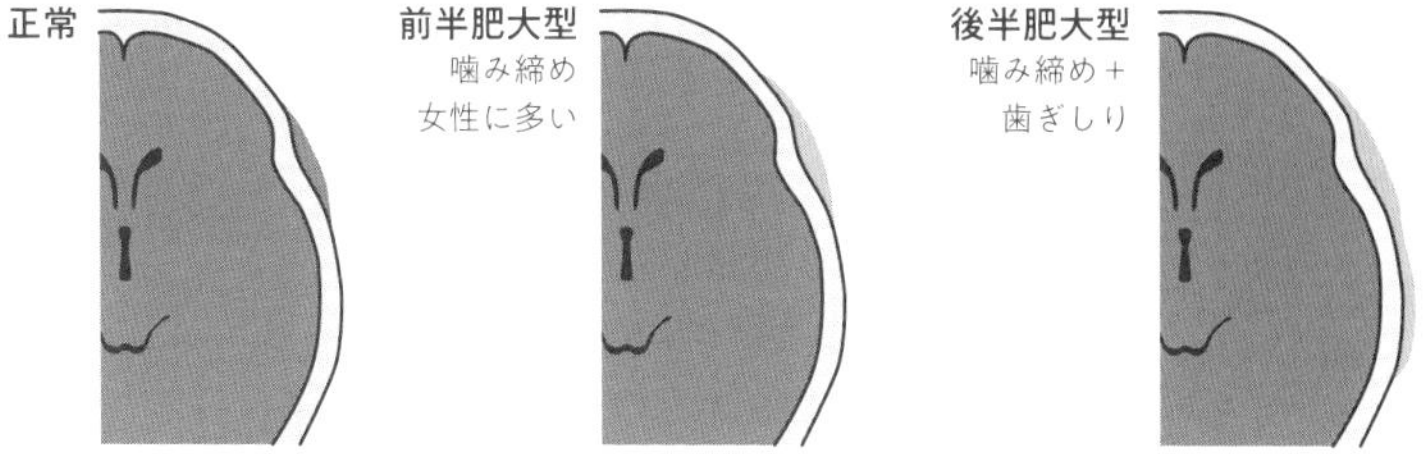

［画像6-1］側頭筋の前半肥大型の例

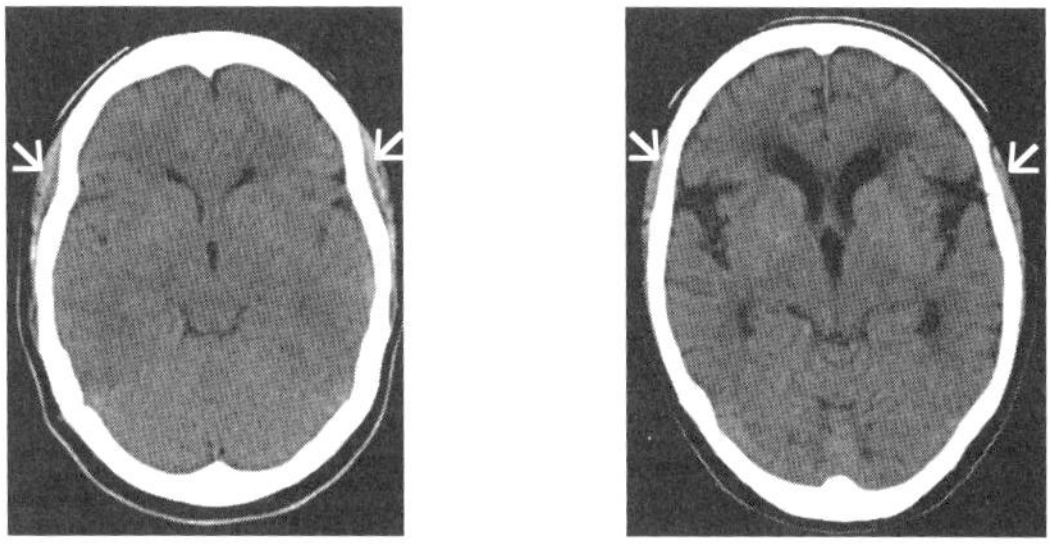

35歳女性　めまい　　79歳女性　慢性頭痛

［画像6-2］側頭筋の後半肥大型の例

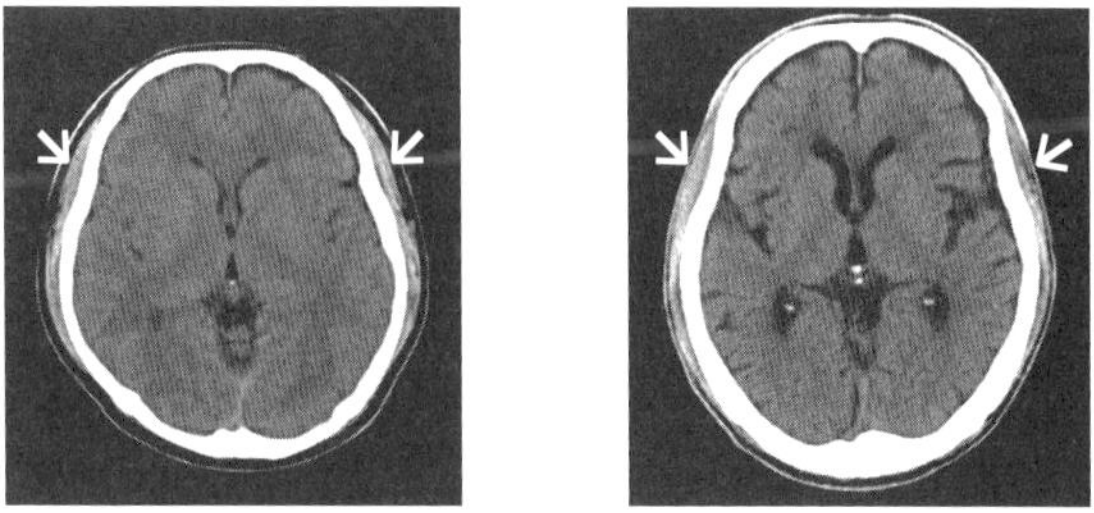

39歳男性　めまい　　74歳男性　めまい・耳鳴り

逆に、後半肥大型は奥歯に負担がかかり、カリカリ、ギリギリと音を立てて歯ぎしりをするタイプであろうと思われます。比較的男性に多い所見といえます［図10］［画像6］。

本章で、歯ぎしり・食いしばりがあると側頭筋が厚くなり、めまいや頭痛と関係していることは、なんとなく理解していただけたかと思います。

しかし、歯ぎしり・食いしばりは寝ているあいだのことなので、患者さん本人がピンとこないのも無理はありません。

そこで、歯ぎしり・食いしばりとはどんな病態かを理解する必要があります。

次章では、歯ぎしり・くいしばりについて、くわしくご説明しましょう。

第3章

ブラキシズムの仕組みを探る

寝ているあいだにすごい力で噛んでいる

みなさんは、他人の歯ぎしりを聞いたことがありますか?

修学旅行や運動部の合宿などで、大部屋に布団を敷いてみんなで寝ていると、どこからともなく「ギリギリギリ……」「カリカリカリ……」と、まるで二枚貝をこすり合わせるような音が聞こえたことはないでしょうか。まさしくあれが、歯ぎしりの音なのです。もし聞いたことがないなら、動画サイトなどで「歯ぎしり」と検索してみると、どんな音かがわかります。

さて、この音は上下の歯がこすり合わされることで発生しますが、故意にやってみようとしてもなかなかできません。

歯ぎしりには、とても強い力が必要だからです。

すなわち、眠っているときにものすごい力が歯やあごにかかっている、ということなのです。

それがひと晩に何度も起これば、噛むための筋肉に疲労が蓄積してしまいます。

本来は筋肉を休めるための睡眠中に、筋肉が異常な強さで収縮しつづけるのですから、なんらかの影響が出るだろうと考えるのは自然な発想です。

歯ぎしりによって、毎日このような筋肉の収縮が起これば、噛むための筋肉が鍛えられて、側頭筋がさらに厚く、硬くなってしまうのです。

睡眠時ブラキシズムとは？

歯ぎしり・食いしばりのことを、歯科専門用語で「ブラキシズム」といいます。

ブラキシズムは歯ぎしり・食いしばりの総称で、歯ぎしりのことをグラインディング、食いしばりのことをクレンチングといいます。

睡眠時ブラキシズムという場合は、睡眠中に咀嚼筋（噛むための筋肉）に起こる意図しない筋肉の強い収縮のことをいいます。強い力で「噛みっぱなし」の状態が出現するのです［図11］。
通常の食事では、奥歯にかかる力は最大でも30〜50キログラムほどといわれていますが、ブラキシズムでは100〜200キログラムの力が出るといわれています。これはライオンやトラなどの咀嚼力に匹敵するとされています。
睡眠時ブラキシズムは、顎関節症や歯肉炎、歯の摩耗による虫歯や咬合不全などを引き起こします。
睡眠時ブラキシズムによるこれらの

[図 11] ブラキシズムとは？

ブラキシズム（bruxism）
歯科用語で歯ぎしり・くいしばりの総称

歯ぎしり……グラインディング（grinding）
上下の歯を強く水平方向にこすり合わせること。「ギリギリ」「カリカリ」と音を立てる。

食いしばり……クレンチング（clenching）
上下の歯を垂直方向に強く噛みしめること。歯ぎしりにくらべて音は小さく、音が出ないことも多い。

睡眠時ブラキシズム（sleep bruxism）
睡眠中に起こる歯ぎしりやくいしばりのこと。いびきの合間に起こることも多い。体重の2〜3倍の圧力が歯に何度もかかる。

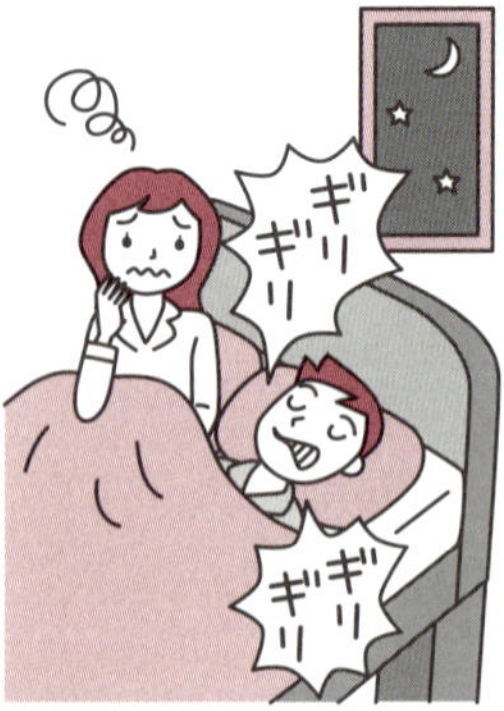

歯科疾患については、歯科の専門医に委ねるとしますが、なぜ睡眠中にこのような強い筋肉の収縮が起こるかについては、まだ解明されていない部分も多いのです。

睡眠時ブラキシズムは、ストレスからの生体防御反応ではないかという意見もあります。しかし許容範囲を超えた強さや回数の睡眠時ブラキシズムは、多くの問題をもたらすと考えられています。

睡眠中の食いしばりは気づきにくい

ブラキシズムには、歯ぎしりのほかにも食いしばり（クレンチング）があります。音の出る歯ぎしりに対して、クレンチングはほとんど音が出ないため、本人はおろか、横で寝ている人ですら気づかないのです。

一般に、病歴聴取から推計される睡眠時ブラキシズムの有病率は、８パーセントほどだといわれています。これはほとんどが歯ぎしりを自己申告した人の数字で、クレンチングタイプを加味したら、有病率はもっと増えると予想されます。

クレンチングは強い力で静かに噛みしめるため、自覚がなく、いままで病歴として問題になりませんでした。

病歴を聞くほうのお医者さん側にも認識されていない病態ですが、歯ぎしりに匹敵する力がかかるため、めまいや頭痛との関連性に重要な意義を持つと考えられます。

あなたにもあるかもしれないブラキシズム

日中も無意識に噛みしめている

ブラキシズムは、睡眠中に出現するものと、日中の覚醒時に出現するものとに分けられます。

さすがに日中は歯ぎしりをする人は稀ですが、細かい仕事や力仕事などで、知らず知らずのうちに長時間奥歯に力が入っていることがあります。

これを日中クレンチングといいます。

最近はスマートフォンやパソコンで細かい文字を追いかけたり、ゲームに集中したりと、奥歯に力が入る機会が昔より多くなっているのかもしれません。

また、家事で掃除をするとき、包丁でたくさんの食材を刻むときなどにも、無意識に噛みしめている場合があります。

どちらが先かはわかりませんが、睡眠時ブラキシズムのある人は、高頻度で日中クレンチングをともないます。

遺伝的関与がある睡眠時ブラキシズム

患者さんに「寝ているあいだに歯ぎしり・食いしばりはありませんか？」とたずねると、「ありません。でも弟にはひどい歯ぎしりがあります」と、自分にはないが、家族にはあるという人がいます。

じつは、睡眠時ブラキシズムには遺伝的要因もあるといわれています。本人に自覚がなくても、血縁者を見渡すとブラキシズムが見つかることが多いのです。

自分の親・子・きょうだいなどの血縁者に歯ぎしりをする人がいれば、「自分にも少なからずその傾向があるかもしれない」と考えていいでしょう。

ブラキシズムのない人も、環境の変化で起こりうる

一般に睡眠時ブラキシズムは、毎日、長い年月をかけてつづけられることが多いのですが、もともとブラキシズムのない人でも、環境の変化やストレスの増加にともなって、一時的に出現することがあります。

転勤や進学、身近な人の病気や死、仕事や人間関係によるストレスの増加によって、人生のある一時期にブラキシズムが出現することもあるのです。

一時期に出現するブラキシズムでは、歯牙や咀嚼筋の厚みなどに変化が出にくいため、発見されにくいのです。

嗜好品や内科疾患、職業や趣味でもブラキシズムは起こりうる

アルコールや過度のカフェイン摂取、喫煙などの習慣がある人は、ブラキシズムが

起こりやすいとされています。

また、睡眠時無呼吸症候群やいびきのある人、逆流性食道炎のある人、ある種の抗うつ剤を飲んでいる人も、ブラキシズムが起こりやすくなります。

自律神経の緊張がなかなかとれない状態の人に多いようです。

細かく集中を要する作業や重い荷物を持ち上げる作業など、ふだんから食いしばる機会の多い仕事をしている人も、噛みしめる癖がつきやすくなります。

また、スキューバダイビングや管

［図 12］睡眠時ブラキシズムの原因になる習慣・疾患

嗜好品	アルコール、喫煙、過度のカフェイン摂取
疾患	いびき・睡眠時無呼吸症候群 逆流性食道炎 気管支喘息の既往 抗うつ薬（SSRI ／ SNRI）の服用 夜間低血糖
趣味・職業など	重い荷物を持ち上げる仕事 マウスピースをくわえる職業 スキューバダイビング 管楽器奏者・バイオリン奏者 ホイッスルの常時使用 ボクシング スポーツジムなどでのウエイトトレーニング

楽器の奏者などマウスピースをくわえつづける、野球、テニスなど瞬間的に強い力を出すといった行為によっても、噛みしめが強くなる傾向があるようです。

夜間の低血糖がブラキシズムの原因になる

低血糖は普通の人でも起こりうる

「低血糖」とは、文字どおり血糖値が低い状態をあらわす言葉です。

糖尿病の治療をしている人などは、薬の副作用で血糖が下がりすぎることがあるという話を聞いたことがあると思います。しかし近年、糖尿病の治療中でなくても、低血糖による症状が出ることがわかっています。

血糖値はホルモンによって一定の範囲内に厳格にコントロールされています。

食事によって血糖値が上昇すると、インスリンというホルモンが分泌され、その働きによって血糖値が低下し、元の値に戻ります。

一方、血糖値が下がりすぎるとアドレナリンやグルカゴン、コルチゾルなどのホルモンが作用して、血糖を上げようとします。

これらのホルモンの精妙な働きによって、血糖値は１日中80ｍｇ／ｄｌから140ｍｇ／ｄｌの範囲にコントロールされています。

ところで、昼食後に急に眠気におそわれたことがあるという人は多いのではないでしょうか。

これは消化に必要な血液が胃腸に集まるため、脳の血流がおろそかになるためだといわれています。

じつはこのとき、食事によって血糖値が

[図 13] おだやかな血糖変動パターンと乱高下する血糖変動パターン

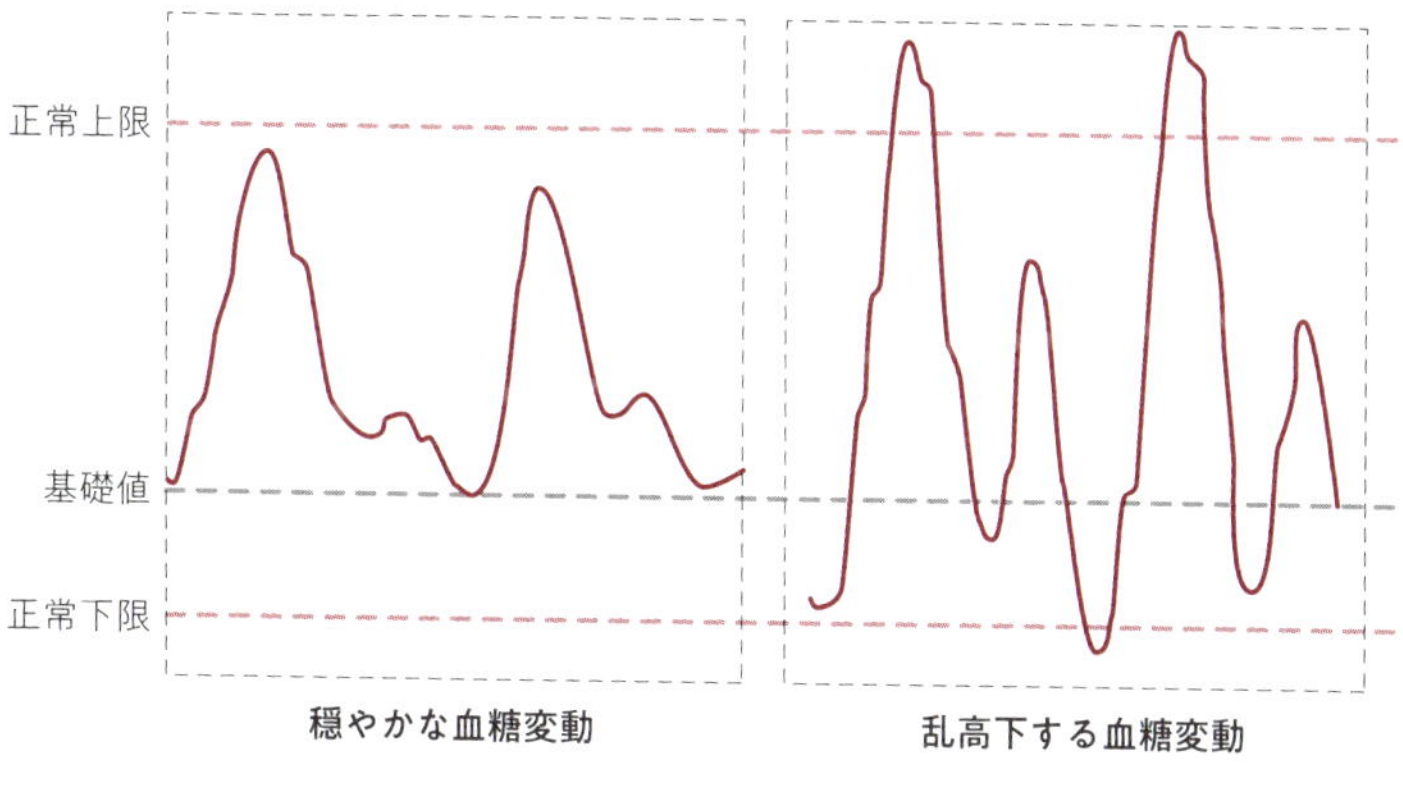

急に上昇し、これを下げるためにインスリンが多量に分泌され、血糖値が急に下がりはじめることがあります。その結果として、急な眠気が出現するのです。

一般的に血糖値は、変動の幅が小さく、おだやかに上がったり下がったりするのが好ましい状況といえます。

一方血糖値が急激に上がったり下がったりする、いわゆる「血糖値の乱高下」の状態は、ホルモンが過剰に分泌されるため、好ましい状況とはいえません［図13］。

血糖値が下がったときに分泌されるホルモンのなかで、アドレナリンやノルアドレナリンなどは興奮系のホルモンとしての作用をあわせ持ちます。

これら興奮系のホルモンが分泌されると、交感神経の活動が活発になり、動悸を感じたり、不快な汗（冷や汗など）をかいたりします。

ふだんの生活のなかでも、夕方になると動悸や不安感を感じたり、頭が重く感じられたり、倦怠感を感じたりすることがあります。これは夕方に低血糖状態になるためと考えられます［図14］。

[図 14-1] 反応性低血糖のメカニズム（血糖値の変動と自覚症状）

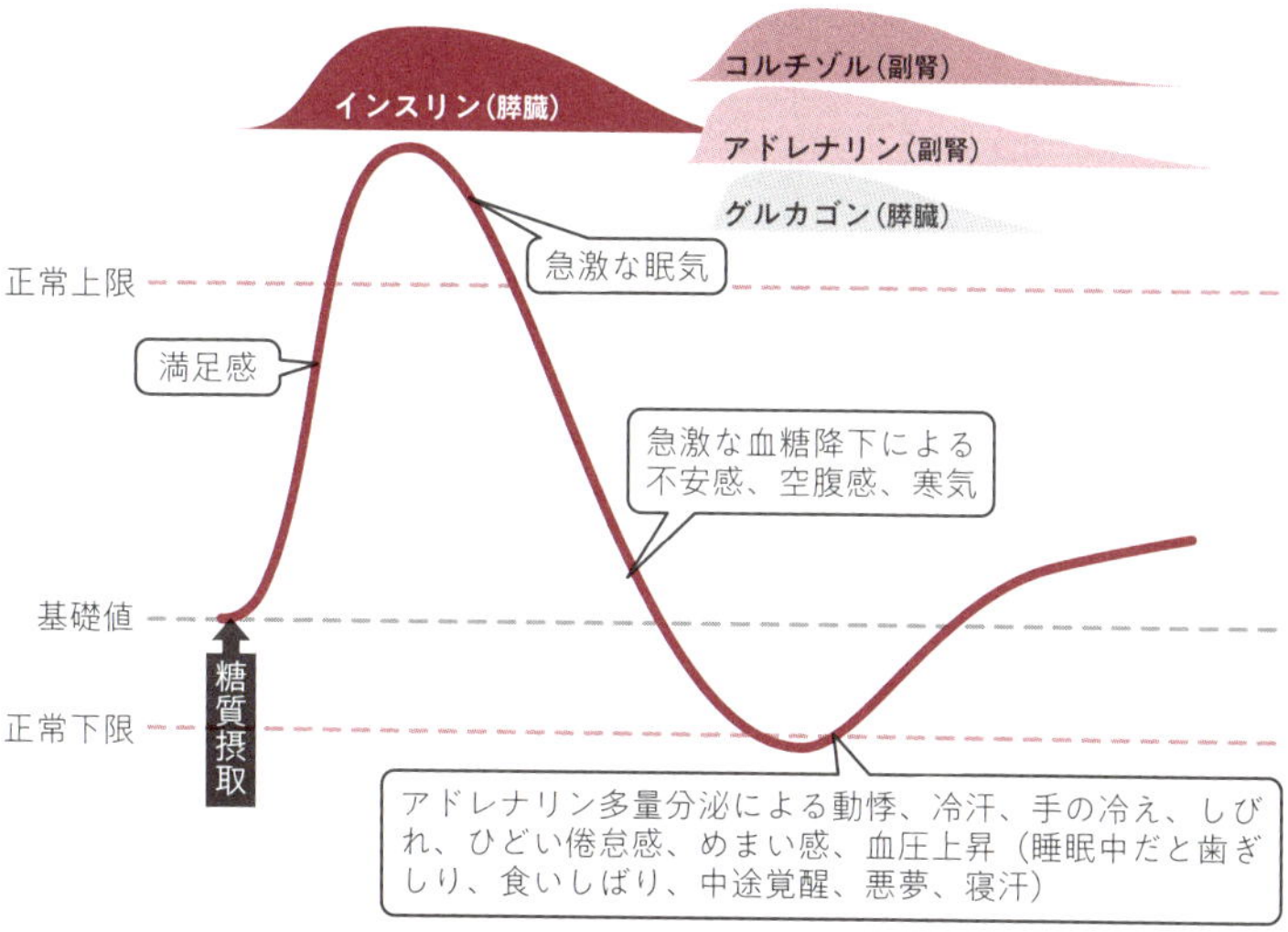

[図 14-2] 血糖値を調節するホルモン

血糖値を下げるホルモン		
インスリン	膵臓から分泌	1種類しかない
血糖値を下げるホルモン		
アドレナリン ノルアドレナリン	副腎髄質から分泌	交感神経を刺激 動悸、冷汗、手足の冷えなど
グルカゴン	膵臓から分泌	
成長ホルモン	下垂体から分泌	
コルチゾル	副腎皮質から分泌	

寝る前のお酒や食事に注意

さて、睡眠中に低血糖になり、興奮系のホルモンが分泌されると、何が起こるでしょうか。

脈拍が早くなって動悸で目が覚めたり、寝汗をかいたり、悪い夢を見たり、歯ぎしりが出たりします。

これを夜間低血糖といい、朝起きても疲労感がとれず、熟睡感も得られない状態になってしまいます。

つまり、夜間低血糖が睡眠時ブラキシズムの原因になりうるということです。

夕食や夜食に糖質をとりすぎたり、アルコールを摂取したりすると、睡眠中に低血糖になり、興奮系のホルモンがいっせいに放出されて、交感神経の活動が活発になります。その結果、睡眠時ブラキシズムや動悸、寝汗、悪夢などが起こりやすくなると考えられます。

夜間低血糖の対処法は、196ページの食事の項目を参照してください。

恐怖体験がブラキシズムを誘発する

めまいの患者さんを数多く診ているると、交通事故の被害にあったあと、頭痛やめまいが頻発するようになったという人がいます。

「3年前の事故のあとから、めまいやふらつき、頭痛が治りません」

このように、「事故のあとから……」という言葉が枕詞のようになるほど、過去の事故が自身の症状に強い影響を与えていると訴えるのです。

「事故にさえあわなければ、こんな症状はなかったはずだ」と、暗に考えているのでしょう。おそらく事故にあったときに強い恐怖を感じ、その後の経過で「なぜ私だけが」というやり場のない怒りを感じていると思われます。

事故や災害などで恐怖や怒りを体験すると、エピソードとともに、そのときの感情が強い印象として記憶されます。

この感情の記憶が、睡眠中のブラキシズムを増加させてしまうと考えられます。恐怖と怒りが交感神経の活動を持続させてしまうため、睡眠中も交感神経の興奮状態がおさまらないのです。

もちろん、患者さん自身にはなんの落度もありません。不幸な事故に遭遇してしまったことに共感しつつ、どうしたら恐怖や怒りがおさまるのか、診察にあたる側も苦悩してしまいます。

「食いしばりですか？　この私が……？」

めまいや頭痛で受診された患者さんに、ひと通りの診察所見や検査の結果を説明して「睡眠中の食いしばりが原因として考えられます」と説明すると、多くの人がとても驚きます。

頭や耳や首などを心配していたのに、根本原因が歯の問題だったと聞けば、誰でも

「まさか」と思うでしょう。

眠っているあいだの出来事を説明するためには、それなりの根拠がないと、なかなか納得してもらえないものです。

そのため、診断では撮影した舌や歯の写真、ＣＴ画像が重要になります。

あとで拡大して患者さんと一緒にチェックしたり、話を聞いたりしていくと、初見ではわからなかったことに気づくこともあります。

では、自分自身に歯ぎしりや食いしばりがあるかどうかを判断する方法はないのでしょうか。

睡眠時ブラキシズムを正確に診断するためには、睡眠時ポリグラフ検査を受けなくてはなりません。

これは頭やあご、首にたくさんの電極を貼りつけて、ひと晩中脳波と呼吸、心拍数、筋肉の収縮具合を記録する検査です。就寝中の記録をとるため、病院に泊まらなければならず、かなり大がかりな検査になってしまいます。

当然宿泊施設のないクリニックではできませんし、患者さんの金銭的・時間的負担も大きくなります。

もっと短時間で簡単に睡眠時ブラキシズムの有無を判定するために、私は第2章で紹介した、頭部CTの側頭筋の厚みがひとつの指標になると考えています。

さらに次項で紹介するチェックリストによって、よりたしかな診断に結びつくでしょう。

多くの歯科の先生方が推奨するチェックリストに、私の考えた補助診断項目を加えて、新たな睡眠時ブラキシズムのチェックリストを作成しました。

次項のブラキシズムのチェックリストを見て、当てはまるものにチェックしていくと、「寝ているあいだのことだからわからなかったが、自分にはブラキシズムがあったのだ」ということが理解できると思います。

自分でできるブラキシズムのチェックリスト

患者さんの病歴や歯科の教科書を参考に、睡眠時ブラキシズムのチェックリストをまとめました［図15］。

以下、各項目について、説明していきます。

□家族や歯科医師からブラキシズムの指摘を受けたことがある

実際にあなたの歯ぎしりを聞いている家族や、歯科医師から指摘されていれば、ブラキシズムがあると考えてまちがいないでしょう。

ブラキシズムは歯科領域の疾患として扱われています。歯がすり減っていたり、亀裂が入っていたりするため、専門家が見れば、ひと目で判断がつきます。

ブラキシズムを専門としていない歯科の先生の場合、とくに指摘しないこともあり

[図 15] 睡眠時ブラキシズムチェックリスト

問診編

- □ 家族や歯科医師からブラキシズムの指摘を受けたことがある
- □ 冷たいものを飲んだり食べたりすると、歯がしみる
- □ 歯のかぶせ物が取れやすい
- □ 顎関節症がある
- □ 親・子・きょうだいに歯ぎしりをする人がいる
- □ 昼間など集中しているときに奥歯を噛みしめていることが多い
- □ いびきや睡眠時無呼吸を指摘されたことがある
- □ 一年中鼻づまりや鼻水がある
- □ 朝に鼻血が出ることがある・鼻をかむと血が混じる
- □ 下まぶたがピクピクとけいれんする
- □ 肩こり・首のこりがなかなかとれない
- □ 朝から頭が重い、頭痛がある

診察・検査編

- □ 舌のふちに歯のあとが残っている
- □ 舌の裏側の血管が浮き出て見える
- □ 歯がすり減っている
- □ 歯に縦にヒビがはいっている
- □ 歯ぐきの内側に突起物がある
- □ 歯の根元に切れ込みが入っている
- □ 翳風や頬車のツボを押すと痛みを感じる
- □ 側頭筋が厚くなっている
- □ 頭部ＣＴで側頭筋が高輝度に変化している（脳筋コントラスト）

３個以上当てはまれば「疑い」、５個以上で「ほぼ確実」、下線の項目が当てはまれば、個数に関係なく「ほぼ確実」。

ます。

指摘を受けたことがない場合は、以下のチェックポイントを参考にしてください。

□冷たいものを飲んだり食べたりすると、歯がしみる

最近では、テレビＣＭで知覚過敏という言葉が広く知れ渡るようになりました。

ブラキシズムがあると、この知覚過敏が起こりやすくなります。

歯に強い圧力負荷がかかり、さらに磨耗によって歯の外側の堅いエナメル質が削れて、その下の層の象牙質が露出したり、歯に亀裂が入ったりして神経が過敏に反応します。そのため、冷たいものがしみるようになるのです。

□歯のかぶせ物が取れやすい

そもそもブラキシズムによって歯が削れると、虫歯になりやすくなります。

歯科治療では虫歯を削ってかぶせ物をしますが、同じ部位に強い圧力が加わることによって、かぶせ物が変形して取れやすくなってしまいます。

ブラキシズムにも左右の力の入れ具合に癖が出るので、毎回同じような場所に圧力が加わることによって起こります。

□顎関節症がある

大きく口を開けられない。口を開けるときにあごの関節が痛む。口を大きく開けるときにあごの関節がガクっと大きな音を立てたり、ギシギシときしむような音が出る。顎関節症では、このような症状が起こります。

これもブラキシズムとの関連が指摘されています。

□親・子・きょうだいに歯ぎしりをする人がいる

睡眠時ブラキシズムは、一部の人に遺伝があるといわれています。

そのため、「父親の歯ぎしりがひどい」「妹に食いしばりがある」など、血縁者にブラキシズムのある人が見つかりやすいのです。

寝ているあいだのことは自覚がないものですが、血縁者にブラキシズムがあれば、本人にも少なからず素因があると考えられます。

□いびきや睡眠時無呼吸を指摘されたことがある

いびきは、睡眠中に鼻の奥や舌の根っこの部分が、のどの奥の空気の通り道（気道）をふさいでしまい、呼吸とともに振動して音を立てる状態です。

ブラキシズムによって上気道粘膜がむくんでくると、よけいに音が出やすくなります。

ふだんいびきをかかない人でも、アルコールを飲むと上気道粘膜がむくんで、いびきが出やすくなるのと同じ理屈です。

これがひどくなると、睡眠時無呼吸症候群という状態になります。

睡眠中に30秒以上呼吸が止まる状態がひと晩に何度も起こり、その無呼吸の最中に強くかみ締めてしまうことがあります。寝苦しく感じるため、つい、歯を食いしばってしまうのです。

□一年中鼻づまりや鼻水がある

くしゃみや目のかゆみなどはなく、血液検査に異常もなく、鼻づまり・鼻水が起こりやすいという人がいます。

このような人のなかには、首から上の水が貯留傾向にあり、ちょっとした気温の変化で鼻水が出やすくなるタイプがいます。

鼻水だけでなく、頭から汗をかきやすい、あくびをしただけで涙がこぼれてくるといった症状があります。

ブラキシズムによる慢性的なリンパ浮腫があり、冷たい飲み物を好む人に多く認められます。

□朝に鼻血が出ることがある・鼻をかむと血が混じる

鼻炎や蓄膿症にかかったわけでもないのに、朝起きると鼻血が出たり、朝鼻をかむと血液が混じっていたりすることがあります。これは、睡眠中に鼻の血管の圧力が高くなるために起こります。

血圧が高いと鼻血が出やすいというイメージがありますが、血圧だけでなく、静脈側の流れが悪くなると出血しやすくなります。

ブラキシズムによって静脈の流れが悪くなると、弱い血管から血液が漏れ出ることがあります。

□下まぶたがピクピクとけいれんする

疲労がたまってくると、よく下まぶたの一部がピクピクと波打つようにけいれんを繰り返すことがあります。

ストレスによるものと片づけられがちですが、ブラキシズムによって眼輪筋に疲労とうっ血がおよぶことで、起こりやすくなります。ブラキシズムで顔面静脈の血流が悪くなり、眼輪筋に疲労物質が蓄積するためです。

脳神経外科の疾患に、片側顔面けいれんという疾患がありますが、このけいれんはまぶただけではなく、口のまわりの筋肉もピクピクと無意識に引きつってしまうもので、別の病気です。

ブラキシズムとの関連が考えられるのは、下まぶたにかぎったけいれんです。

□肩こり・首のこりがなかなかとれない

ブラキシズムによって、口を閉じる4つの筋肉（側頭筋、咬筋、外側および内側翼突筋）だけでなく、胸鎖乳突筋、斜角筋、僧帽筋上部などの首の筋肉にも疲労が蓄積してきます（第4章参照）。

睡眠中にブラキシズムが起こると、朝から寝ちがえ（首を回す・動かすときに痛みが出る）や肩こり・首のこりが出て、熟睡感のない寝起きになってしまいます。

□舌のふちに歯のあとが残っている

強い食いしばりによって、舌も締めつけられます。

リンパの流れも悪くなり、舌にはむくみも出てくるため、さらにくっきりと歯のあとが残ってしまいます。

舌が白っぽくむくんだようになって、歯のあとがついているようであれば、冷え性体質が基礎にあると疑われます［図12］（115ページ）。

□舌の裏側の血管が浮き出て見える

心臓に戻る血流が滞っているときや、食事の内容や内科的な疾患によって血液がどろどろになっているとき、舌の裏の静脈が累々《るいるい》と盛り上がって見えます。これは漢方を処方するときのとても大切な所見で、瘀血《おけつ》（118ページ参照）が疑われます。

ブラキシズムで肥大した咀嚼筋によって血管が締めつけられた場合も、舌の静脈が浮き出てきます。

舌の太い静脈が盛り上がるだけでなく、ふちの細かい静脈まで膨れてくると、かなり長期にわたるうっ血（瘀血）の存在が示唆されます［図13］（117ページ）。

□歯がすり減っている

毎晩のように歯に強い負担がかかると、上下の歯がすり減ってきます。これを歯科用語では咬耗《こうもう》といいます。

　歯のいちばん外側を覆っている白い部分をエナメル質といいますが、そのエナメル質がすり減って、象牙質のクリーム色の部分が見えていると、かなり咬耗が進んでいると判断されます。

　とくに下あごの犬歯が影響を受けやすく、丸くすり減ったり、平らになっている場合は咬耗が疑われます［画像7］。

□歯に縦にヒビがはいっている

　強い圧力が歯にかかることによって、エナメル質の部分にヒビが入ってしまいます。歯科用語では、エナメルクラック

[画像7] ブラキシズムによる下あごの歯のすり減り（咬耗）

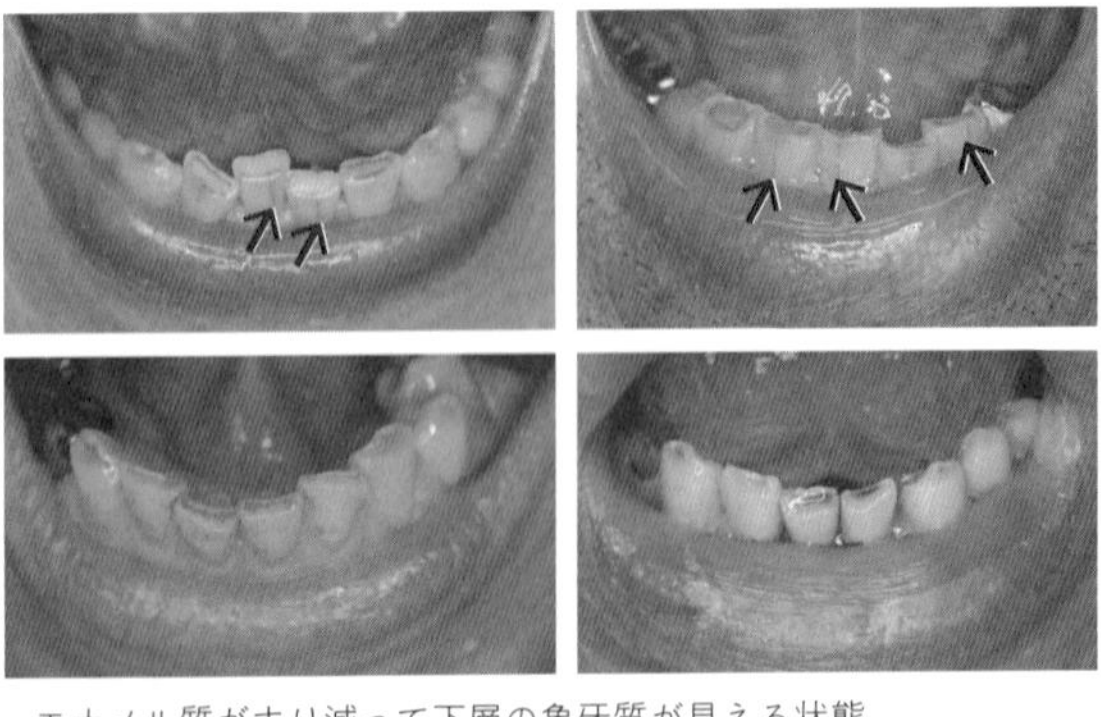

・エナメル質がすり減って下層の象牙質が見える状態
・前歯には縦にスジが入っている（矢印）
・ブラキシズムの強い圧力による亀裂が認められる

といいます。

ヒビは縦方向に入りやすくなります。上下方向の圧力に、隣の歯からの圧力が加わることで、ヒビが入ると考えられています。

□歯ぐきの内側に突起物がある

［画像８］を見るとわかるように、下あごの、おもに犬歯付近の歯ぐきの内側に、こぶのような丸い突起物が張り出していることがあります。

これは長年のブラキシズムで強い圧力が歯槽骨に加わることによって起こるといわれる現象です。

［画像８］外骨症となった歯ぐきの内側

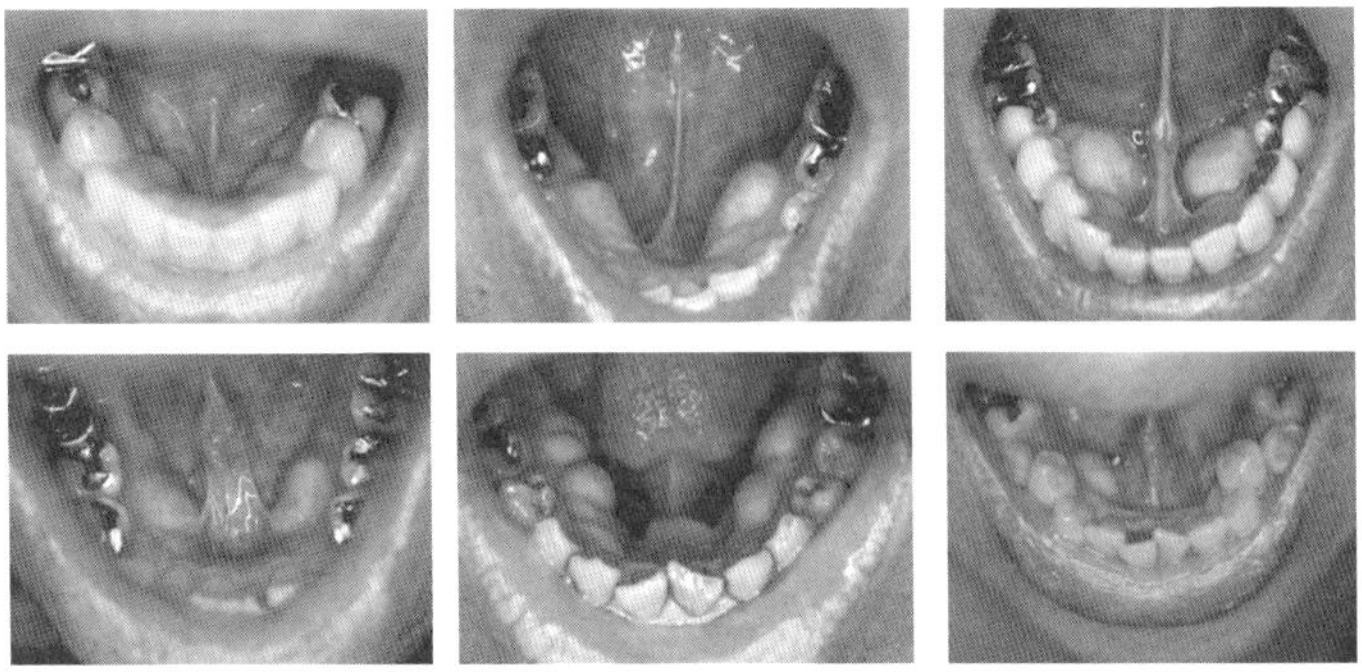

外骨症：下あごの歯ぐきの内側に突起物が突き出ている状態。骨が長年の圧力で過剰に発達したものといわれている。長年のブラキシズムが関与していると考えられる。

歯科用語では、外骨症《がいこつしょう》といわれます。

上あごの中央部分にも出現することがあり、ブラキシズムによる影響があると考えられます。

□歯の根元に切れ込みが入っている

[画像9]のように、歯の根元がくさび状に削れたようなあとがある場合も、ブラキシズムの関与が疑われます。

歯科用語で楔状欠損《くさびじょうけっそん》、アブフラクションと呼ばれています。

諸説ありますが、歯の根元に持続的な強い負担がかかり、根元に亀裂が入ってしまうことが原因といわれています。

[画像9] 楔状欠損（アブフラクション）

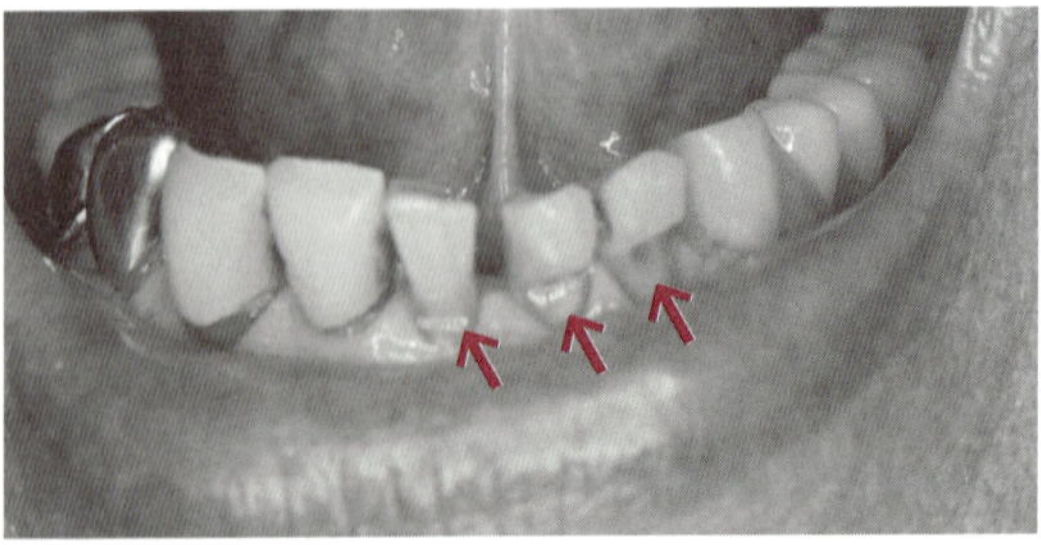

歯の根元に強い負担がかかることで起こるといわれている

□翳風や頬車のツボを押すと痛みを感じる

耳の後ろ、耳たぶの付け根のくぼみの部分に、翳風《えいふう》というツボがあります。

そこから下顎骨のえらの部分に沿って1・5センチメートルほど下に、頬車《きょうしゃ》というツボがあります［図16］。

この2つのツボの範囲を押すと強い痛みを感じる場合、ほぼまちがいなくブラキシズムがあるといえます。

翳風は胸鎖乳突筋の乳様突起の付着部位と下顎骨のあいだに位置し、頬車は内側翼突筋の付着部位に位置しています。

疲労物質が蓄積して筋膜が緊張してい

［図 16］翳風と頬車のツボ

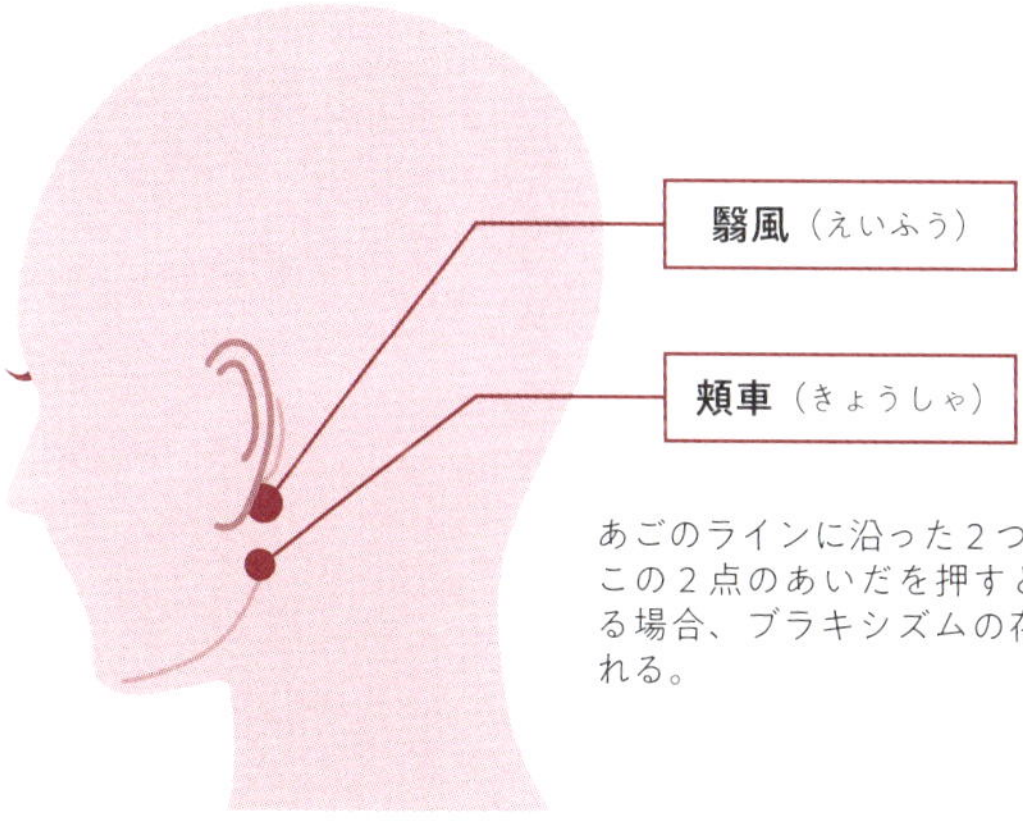

あごのラインに沿った２つの経絡（ツボ）。この２点のあいだを押すと、痛みを感じる場合、ブラキシズムの存在が強く疑われる。

る状態では、指先で押してみるとどちらにも強い痛みを感じます。

この部位には瘀血や水滞をともなった筋膜性疼痛があると考えられます。

この2つのツボをマッサージすることで、リンパの流れがよくなります。

□側頭筋が厚くなっている

第2章でお伝えしたように、長年のブラキシズムによって、側頭筋は肥厚します。

[画像 10] CT を使った側頭筋の厚みの計測法

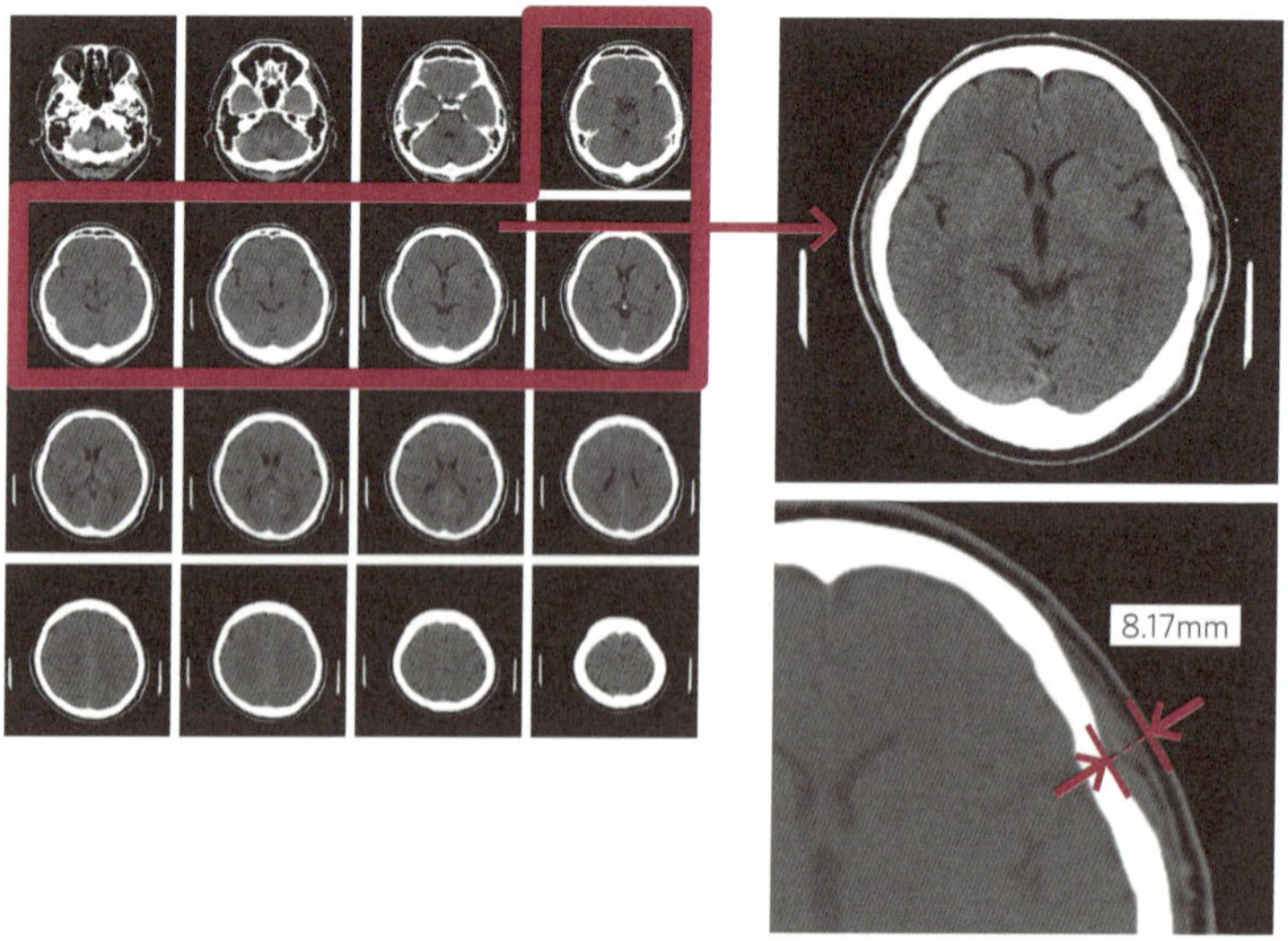

これはお医者さん向けの内容になりますが、頭部ＣＴの軸断面（輪切り画像）で、ペンタゴンの高さから松果体の高さまでのあいだの画像のなかで、側頭筋が最大の厚みになるところを計測します［画像10］。

その厚みが、男性で8ミリメートル以上、女性で7ミリメートル以上あれば、ブラキシズムありと判断できます。この高さでは側頭筋はほとんど筋肉のみの状態で、そこから下は腱になっています。

ＣＴを撮影しなくても、こめかみの筋肉を手でさわってみて、額とこみかみの筋肉の段差が大きければ側頭筋はかなり厚くなっています。また、えらの部分の筋肉も厚く盛り上がってきます。

□頭部ＣＴで側頭筋が高輝度に変化している（脳筋コントラスト）

頭部ＣＴを見ると、正常な側頭筋は脳実質とほぼ同等の濃い灰色をしています。

側頭筋がブラキシズムによって毎日強い筋収縮を余儀なくされると、筋肉は締まって密度が高くなり、白っぽくなってきます［図９］（69ページ）。

その結果、脳実質に対して高い輝度になり、コントラストが生じてきます。私はこれを「脳筋コントラスト」と呼んでいます。側頭筋の厚みは正常でも「脳筋コントラスト」があれば、ブラキシズムの可能性が高くなります。

以上のように、睡眠時ブラキシズムがあると、いろいろな変化が体に生じてきます。睡眠中に起こる歯ぎしりや食いしばりは、ひとりで寝ていれば気づかないのは当然です。しかし、これらの徴候がある場合、かなりの確率で睡眠時ブラキシズムが診断できます。

第4章

ブラキシズムとめまいの関係

ブラキシズムがめまいや頭痛の原因になる理由

もともと歯科の先生方は、ブラキシズム（歯ぎしり・噛みしめ）を治療したり、歯並びをよくしたりすることが、肩こりや頭痛が解消につながることをご存じです。

これは慢性的なブラキシズムや左右の咀嚼筋のバランスの乱れによって、首まわりの筋肉にこわばりが生じ、こわばった筋肉によって血液の流れが悪くなることが原因とされています。

しかし、ブラキシズムとめまいについては、まださほど関連づけられていないため、考えられる原因をひとつずつ吟味していくしかありません。

本章では、ブラキシズムがめまいや頭痛の原因になる理由について、考えられることを挙げていきます。

わかりにくい内耳と下顎骨の位置関係

インターネットの検索サイトで「内耳」の文字を入力して画像検索すると、たくさんの内耳の説明図が出てきます。みなさんも、パソコンやスマートフォンをお持ちであれば、ぜひ検索してみてください。

内耳の説明図には、三半規管や蝸牛《かぎゅう》など、特徴的な内耳の器官が描かれています［図17］。

解剖学や耳鼻咽喉科の教科書からの

［図 17］「内耳」の画像検索結果

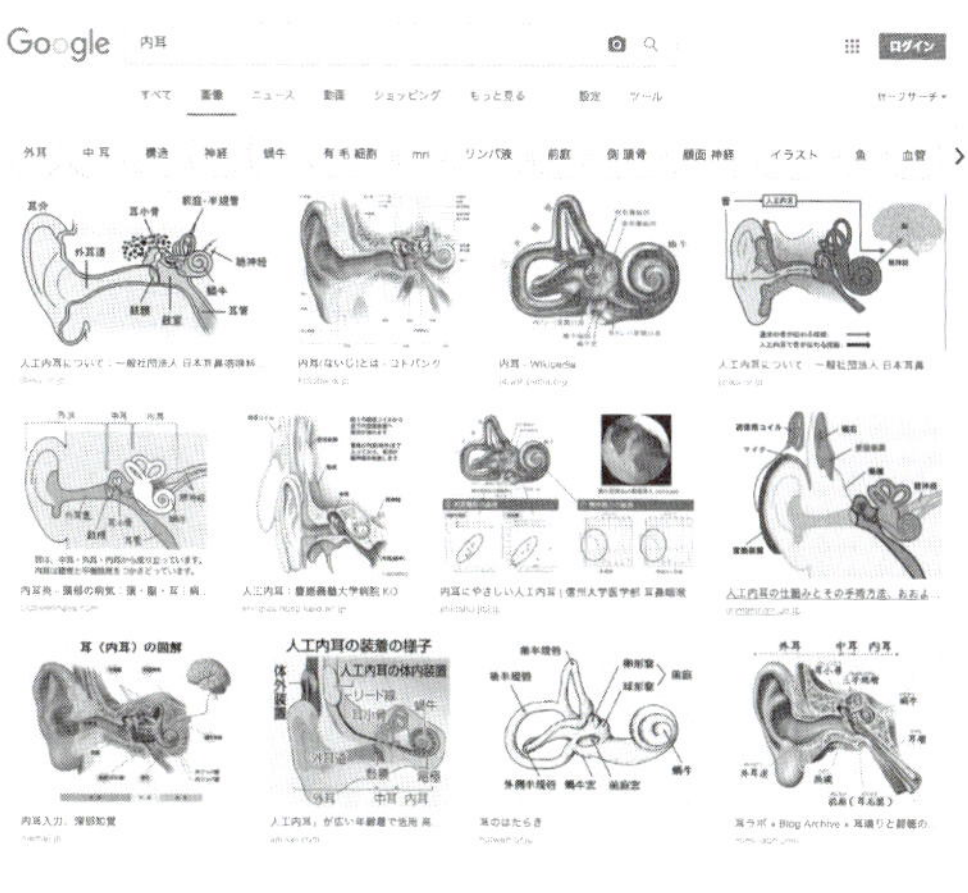

転載であったり、それらを元絵として描かれたものです。

これらの図を眺めていると、ほとんどの場合、下顎骨（顎関節から下のあごの骨）が描かれていないことに気づきます。

たしかに、あごの骨は内耳を描くときに邪魔になるのですが、これが内耳と下顎骨との関係性をイメージしにくくさせているような気がします。

解剖学的に見ると、内耳はあごの骨のすぐ上に存在しています。そのため、顎関節からの振動が伝わりやすい位置にあるといえます［画像11］。

［画像 11］下顎骨と内耳の位置関係

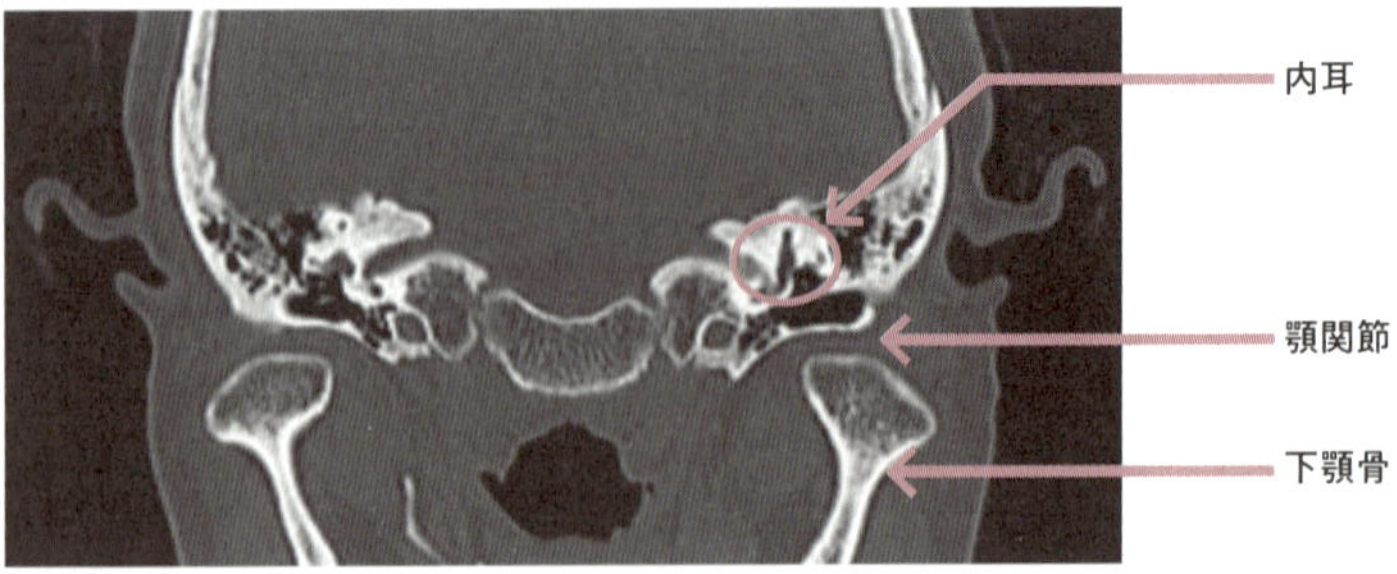

内耳は顎関節を介して下顎骨の振動や圧力が伝わりやすい位置関係にあるといえる。

顎関節から振動が内耳に伝わる

睡眠中に何度もブラキシズムが起こることで、顎関節を介して強い振動が内耳に伝わってきます。

この直接振動によって、耳石は本来の場所から浮き上がりやすくなると考えられます。まるで内耳のすぐ下で道路工事でもやっているかのように振動するのですから、眠りが浅くなることもよくあります。

実際に、睡眠時ブラキシズムのある人は、夜間に何度か目が覚めるといいます。目が覚めたときに、あごに力が入っているのを自覚する人もいます。

グラインディング（歯ぎしり）タイプは比較的横方向の振動が、クレンチング（食いしばり）タイプはきしむような縦方向の振動が発生しやすくなります。

どちらかというとクレンチングタイプのほうが、内耳への振動が強くなる傾向があるようです。

私自身、クレンチングタイプの睡眠時ブラキシズムのほうが、めまいにつながりやすい印象を持っています。

ブラキシズムでリンパの流れが悪くなる

首には、たくさんのリンパ節が配置されています。

みなさんのなかには、感染によって首のリンパ節が腫れたという経験のある人もいるでしょう。

そのリンパ節をつなぐように、リンパ管が網目状に張りめぐらされています。

このリンパ管は、リンパ液を首から下のリンパ本管に注ぐように流れています。

リンパ液には、筋肉からの老廃物やよけいな水分などが含まれています。

リンパマッサージをすると、顔のむくみがとれて小顔になるなどと女性雑誌などによく書かれていますね。東洋医学でも、細胞の間質液やリンパ液のことを津液《しんえき》と呼び、津液が停滞することを、水滞、水毒、気滞などと呼んできました。

リンパの流れが悪くなると、顔全体がむくんだようになり、鼻の粘膜も腫れて鼻水や鼻づまり傾向になり、いびきも出やすくなります。ちょっとした湯気の刺激などでも鼻水が出やすくなります。あくびをすると涙がにじみ、ちょっと動いただけで額や頭から汗が出やすくなります。

リンパ液は、中継地であるリンパ節を通ります。

リンパ節には2つの大事な機能があります。

ひとつは「免疫の監視役」です。ウイルスや細菌などの外敵が侵入したら、即座に白血球を反応させます。

もうひとつは「リンパ液の濃縮」という機能です。

リンパ節にはリンパ管とともに毛細血管が出入りしており、リンパ管から毛細血管に水分を排泄してリンパ液を濃縮する働きがあります。

この毛細血管側の圧力が強いとき、すなわちうっ血や瘀血《おけつ》があるときは、リンパ液の流れがさらに滞ってしまいます。うっ血でもむくみは発生しますが、リンパ液の流れにも影響を与え、むくみをさらに助長してしまうのです。

一方、毎日のように強い力で噛みしめることによって、咀嚼筋やその周囲の筋肉から、多量の老廃物がリンパ管に流れ込んできます。

そうすると、首まわりのリンパ管はつねにオーバーフロー状態になります。

そして、頭まわりの筋肉や首・肩の筋肉に発生するむくみや老廃物の蓄積によって、筋膜がパンパンに緊張している状態が考えられます。

この筋膜がパンパンに張っている状態によって、頭痛や頭が締めつけられるような感覚を覚える人がいます。これを緊張型頭痛といいます。

緊張型頭痛では、こめかみを中心として頭が締めつけられるような痛みを感じることが多いのです。そして、低気圧が近づくとパンパンになっていた筋膜がさらに拡がるため、頭痛や首・肩のこりが強くなります。

このようなタイプは、舌の苔が白っぽく、全体に大きくぼてっとした胖大舌《はんだいぜつ》になり、舌のふちに歯型がギザギザについています。舌にもむくみが現れるのです［画像12］。

[画像 12-1] 正常な舌

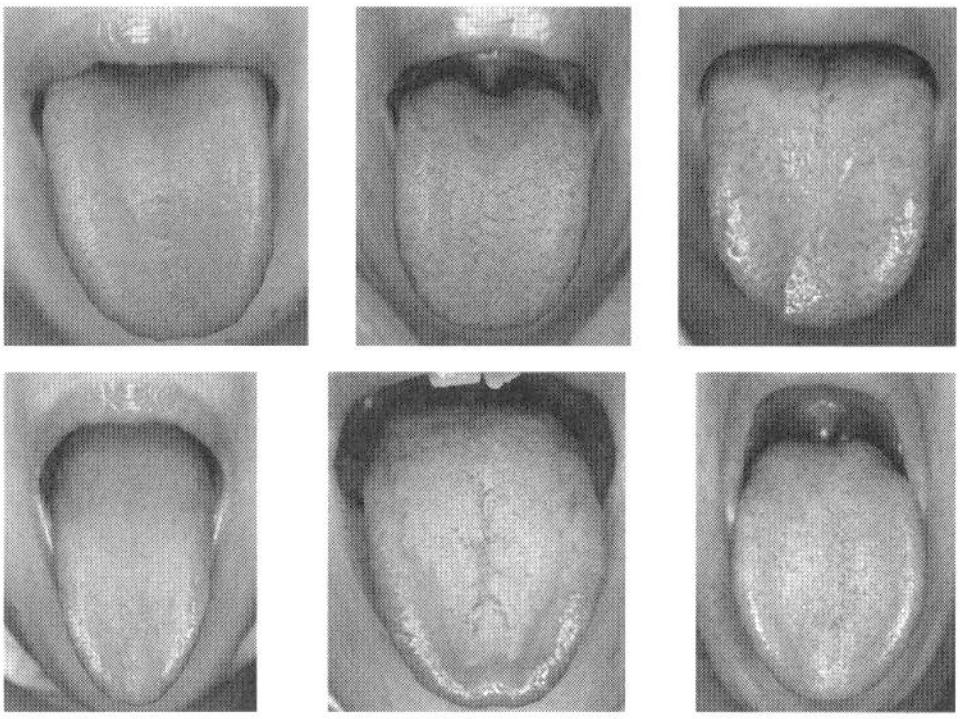

正常な舌は中央部分にくぼみがあり、全体に薄い。口角と舌の間に適度なすき間がある。

[画像 12-2] めまいや頭痛の患者さんに多く認められる胖大舌

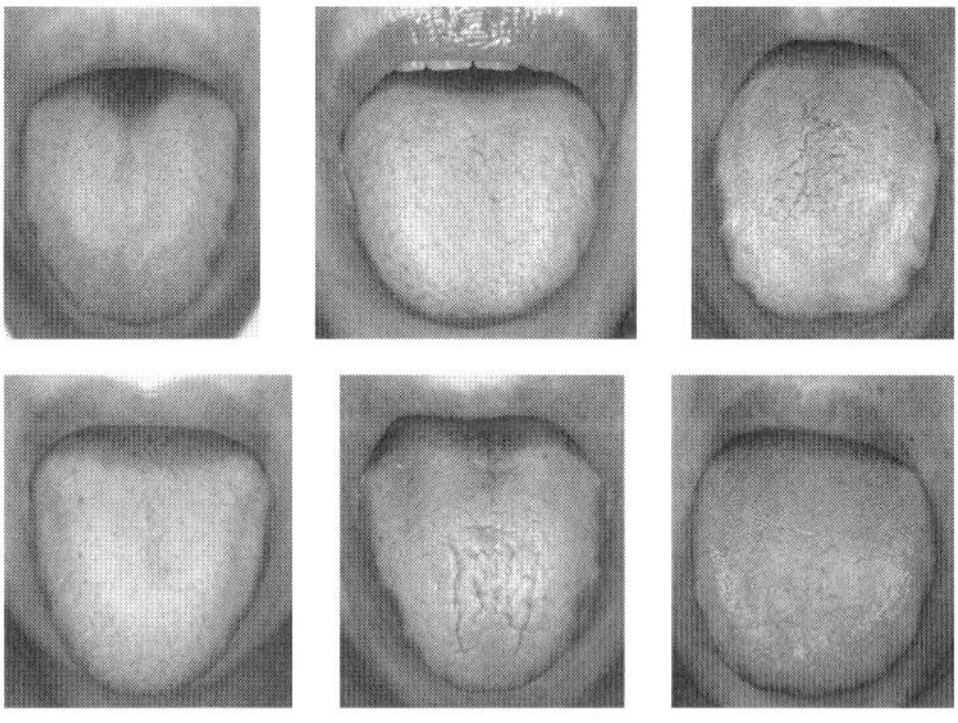

舌のむくみにより全体に厚みが増し、ふちに歯型（歯痕）が認められる。口角と舌の間にすき間がない。

ブラキシズムで血液の流れが悪くなる

ブラキシズムとは、側頭筋、咬筋、外側翼突筋、内側翼突筋のおもに4つの筋肉が持続的に収縮する状態のことをいいます。

この「持続的収縮＝噛みっぱなし」というのが大きな問題なのです。

通常の咀嚼運動であればなんの問題もないのですが、収縮しつづけることで物理的な圧迫が生じ、血液の流れに支障をきたしてしまうのです。

我々のように現代医学を学んできた人間は「血液の流れが悪くなる」と聞くと、動脈からの血液供給が不足することをイメージしがちです。動脈硬化などで、対象の臓器に十分な血液が供給されないというようなケースが思い浮かぶからです。

しかし、ここでいう血流とは「静脈系の血流」を意味しています。

[画像 13-1]　正常な舌の裏の様子

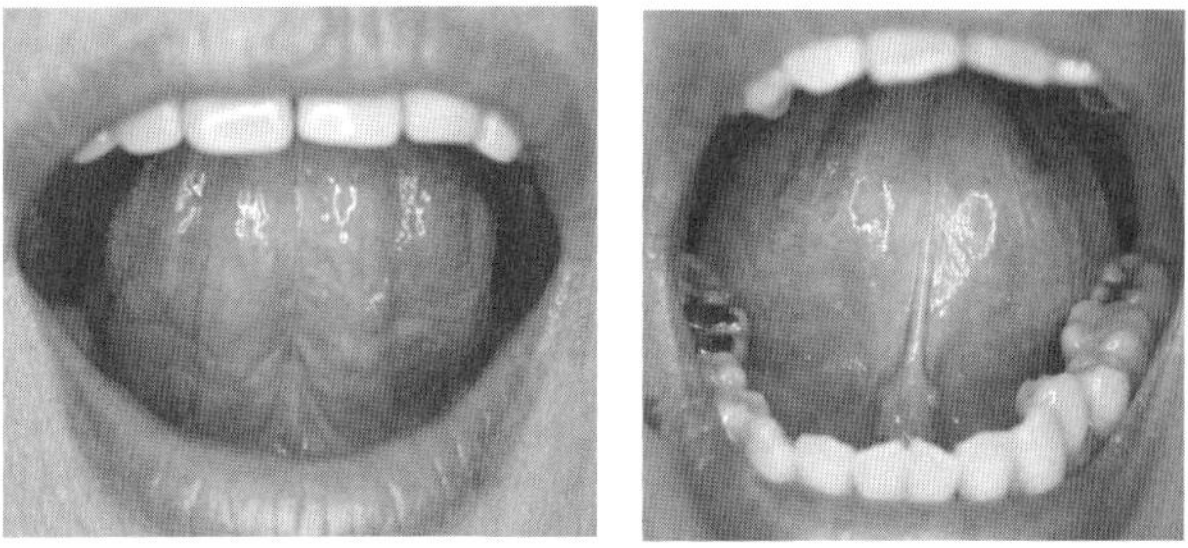

舌下静脈はうっすら見える程度

[画像 13-2]　めまいや頭痛の患者さんで認められる舌下静脈の怒張

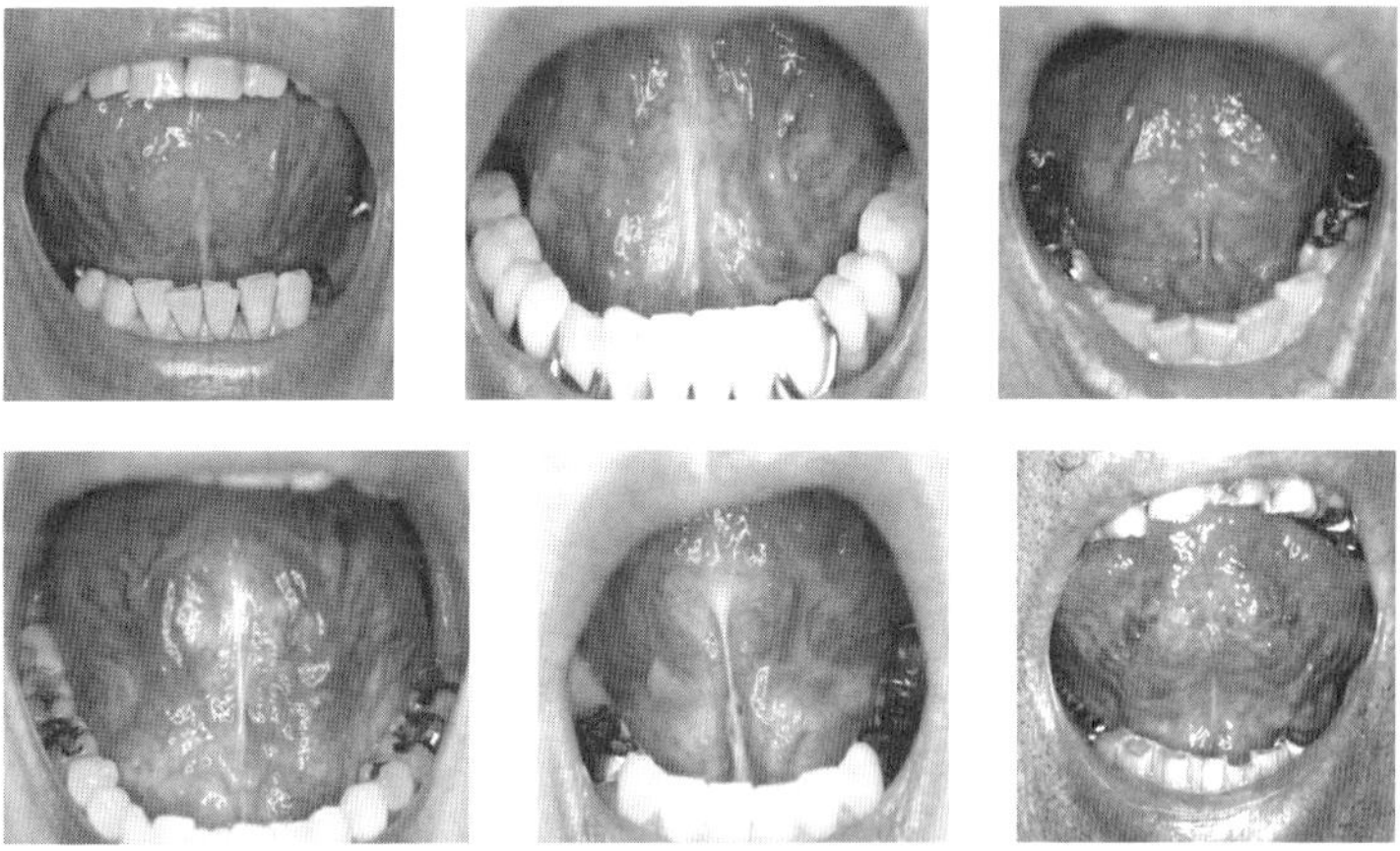

静脈が累々とふくらんでおり、一部に血液だまりのような斑点も認められる。胖大舌をともなうことが多い。漢方では瘀血の重要な所見とされている。

咬筋と外側・内側翼突筋の3つの筋肉によって、頭や首の静脈の一部がせき止められてしまうようなイメージです。

この「静脈系の血流」を問題にするのは、どちらかというと東洋医学が得意とする考え方です。東洋医学では、これを「瘀血《おけつ》」といいます。

血液が停滞するイメージで、現代医学でいうところの「うっ血」に近い状態です。

このせき止められる静脈は、比較的表層に近い血管のため、脳の血流にはほとんど影響がありませんが、脳以外の頭や首の各器官には影響が出ると考えられます。

瘀血の徴候は、東洋医学の舌診でよくわかります。

舌を「べーっ」と出してみると、通常は濃いピンクなのですが、うっ血しているときは舌全体がなんとなく暗い紫色をしています。

そして舌の裏側を見ると、静脈が浮き出ている所見がみられます。これを「舌下静脈の怒張」といって、漢方薬を処方するうえで大切な所見になります［画像13］。

ブラキシズムで締めつけられる血管

では、歯ぎしりや食いしばりなどのブラキシズムによって、どんな血管が締めつけられるのか、見ていきましょう。

ブラキシズムによって締めつけられるおもな血管①……顔面静脈

ブラキシズムによって側頭筋、咬筋、外側・内側翼突筋［図18］が強く収縮すると、そのあいだを走行している静脈が圧迫を受け、せき止められてしまいます。解剖学的にその部位を通る血管で重要なのが、顔面静脈という静脈です。

この静脈には目や鼻、舌などからの血液が流れこんで、あごの筋肉の隙間を通り、最後には内頸静脈《ないけいじょうみゃく》という太い血管に注ぎ込みます［図19］。

顔面静脈は舌から舌下静脈、鼻から深顔面静脈、目から眼角静脈が流入してきます。

[図 18] ブラキシズム直接関与する筋肉（咀嚼筋）

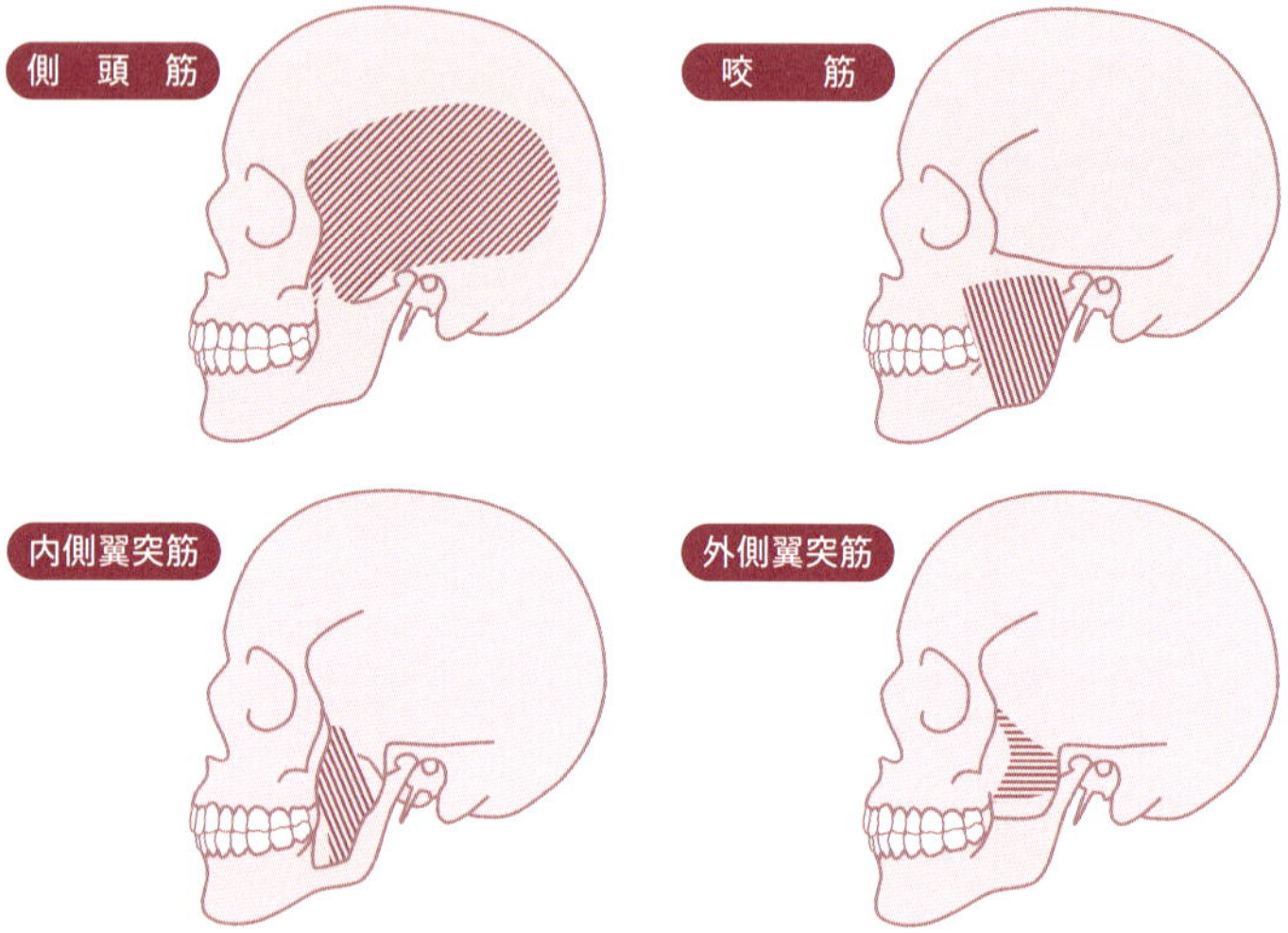

[図 19] 咀嚼筋周囲の静脈系

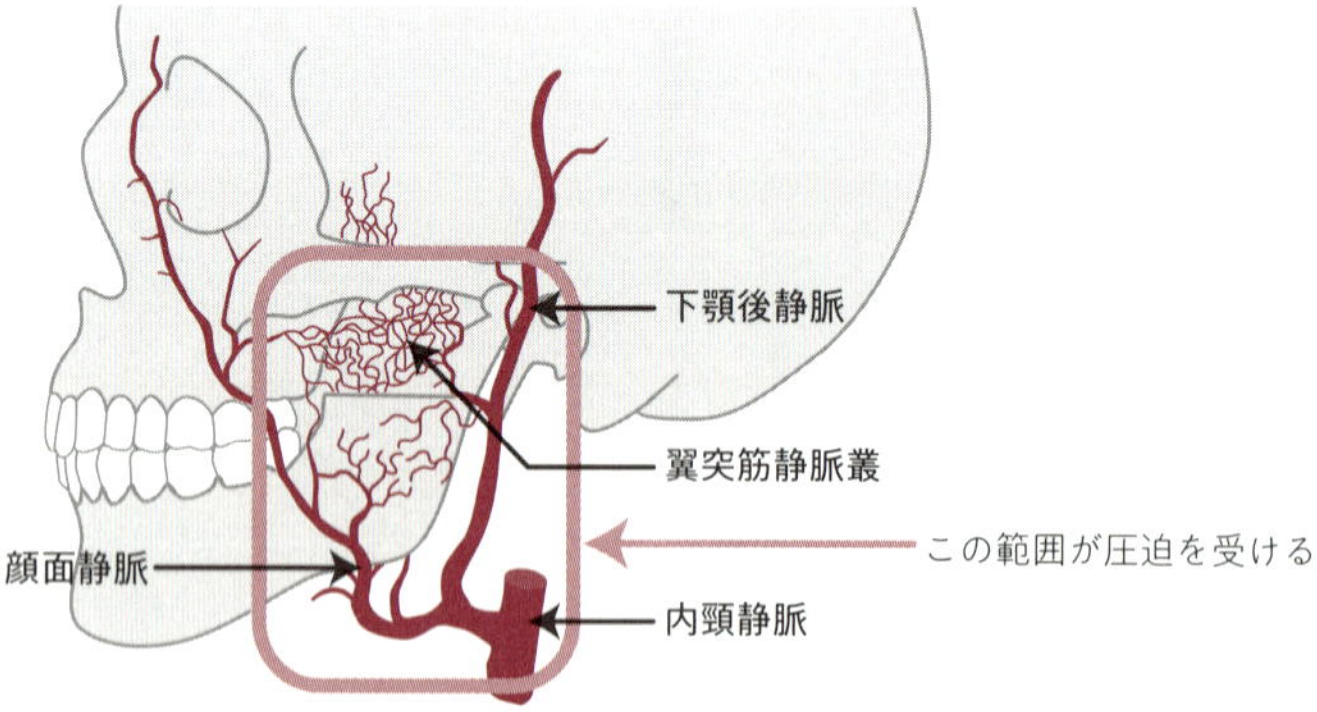

この顔面静脈という静脈には、逆流防止弁がついていません。一般に上肢や下肢の静脈にあるような逆流防止弁は、頭頸部では重力によって難なく心臓に戻ることができるので、なくてもさほど困らないのです。

しかし、横になった状態で顔面静脈がせき止められると、逆流現象が起こってしまいます。ひどいときは朝、鼻血がにじみ出たり、目の表面が充血します。

ブラキシズムによって締めつけられるおもな血管②……翼突筋静脈叢

翼突筋静脈叢《よくとつきんじょうみゃくそう》は、側頭筋と内側翼突筋・外側翼突筋のあいだに存在するため、ブラキシズムによって締めつけられやすい血管です。

静脈叢という網目状構造のため、完全に血流が遮断されることは稀ですが、咬筋と外側・内側翼突筋の３つの筋肉が肥大してくると、慢性的な血流障害をきたすと考えられます。

翼突筋静脈叢には、鼻からの血液が流入しているので、ブラキシズムによって慢性的に血流が悪くなると、鼻粘膜のうっ血が起こりやすくなります。

ブラキシズムによって締めつけられる おもな血管③……内頸静脈

ブラキシズムが長期間にわたると、胸鎖乳突筋《きょうさにゅうとつきん》の緊張が増してきます。

胸鎖乳突筋は特殊な筋肉で、Vの字で首の前面に巻きつくような形で存在しています［図20］。

この筋肉は、左右に首を回すときや飲み込むときに重要な筋肉です。

胸鎖乳突筋が緊張してくると、軽度ではありますが、首が締めつけられるのです。

とくに耳に近い上の部分では、ブラ

［図20］ブラキシズムが影響を与える頸部の筋肉

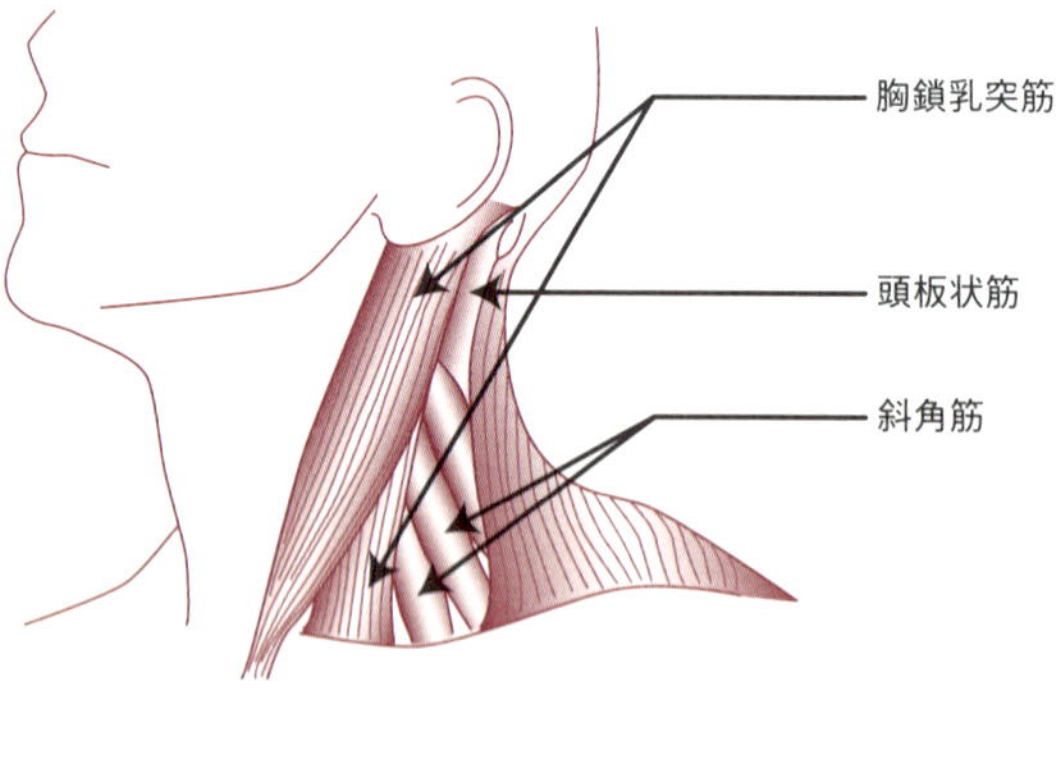

キシズムによって胸鎖乳突筋が緊張しやすく、内頸静脈に軽い圧迫を加えます。

実際、胸鎖乳突筋のあごの後ろの部分をさわったり、つまんだりしてみると、左右の硬さや太さがちがったり、痛みを感じたりします。


寝た状態では脳から戻る血液の流れが遅くなる

体を起こしているとき、立っているときには、重力に従ってなんの障害もなく、血液が脳から心臓に戻ってきます。

しかし、体を横にしているときは、心臓と頭の高さが等しくなるため、立っているときとくらべて、血液の流れは遅くなり、静脈の圧力が高まってきます。

さらに就寝中の発汗によって血液が濃くなってくる朝方には、さらに流れが遅くなると考えられます。

血管が圧迫されると血液が別ルートに流れる

［図21］は、頭の中の静脈系の簡略な図です。

少々むずかしい話になりますので、図を見ながら読み進めてみてください。

通常、顔面の血液は顔面静脈から最短経路で内頸静脈に流れています。

ブラキシズムが起こると、顔面静脈の流れがせき止められて、血液は顔面静脈から眼角静脈へ逆流し、頭蓋底の深部静脈へと流れていきます。

最終的には海綿静脈洞やS状静脈洞に迂回して内頸静脈へと流れるのですが、ブラキシズムが長期間にわたると、胸鎖乳突筋が緊張してくるため、内頸静脈が圧迫されます。

内頸静脈は、壁が厚く比較的固い静脈で、完全に流れが遮断されることはありません。それでも軽い圧迫は受けるのです。

[図 21-1] 通常の脳静脈系の流れ（略図）

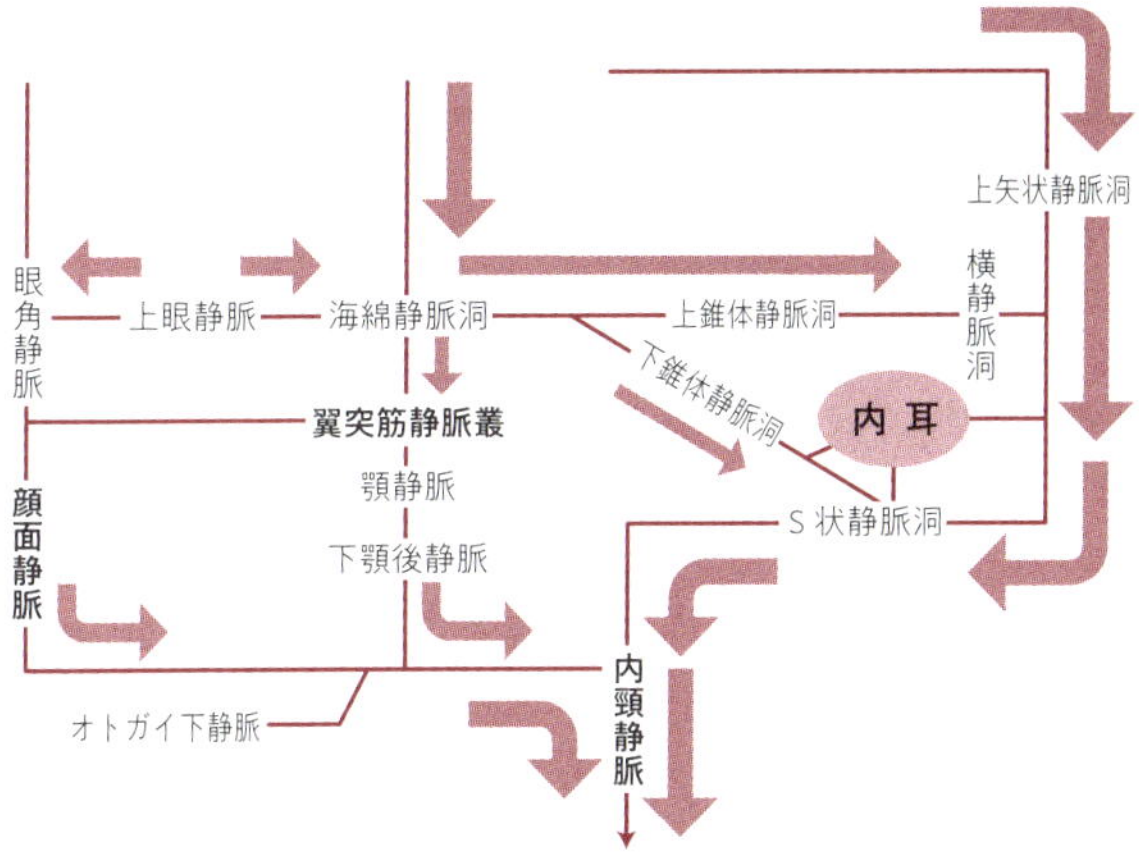

[図 21-2] ブラキシズム時の脳静脈系の流れ（予想図）

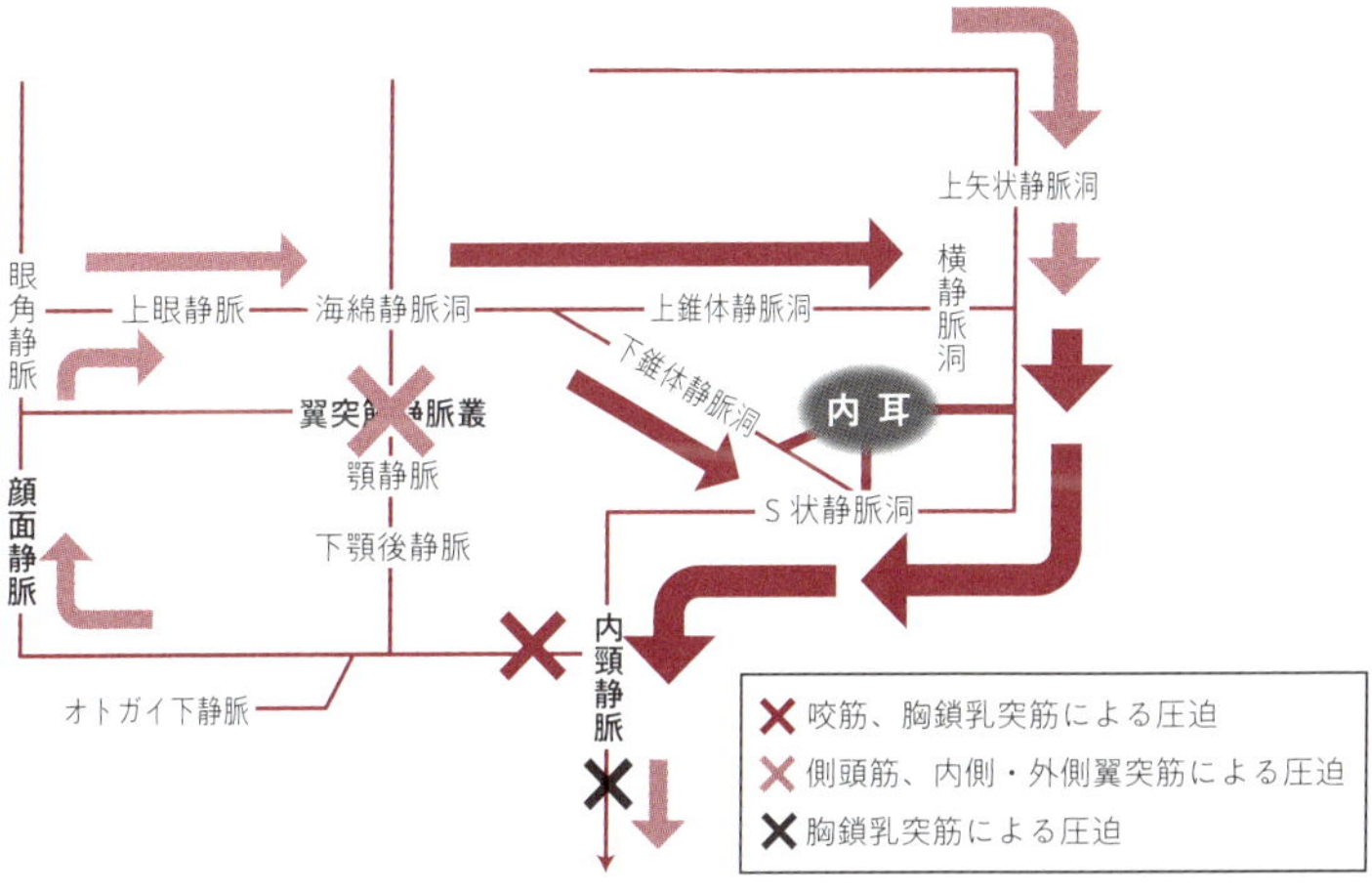

そうすると、頭の中の静脈の圧が上昇傾向になり、結果として内耳の静脈の圧力が上昇し、血流が悪くなります。

内耳のおもな静脈は、前庭水管《ぜんていすいかん》静脈《じょうみゃく》・蝸牛《かぎゅう》水管《すいかん》静脈《じょうみゃく》と迷路静脈の3系統が代表的です［図22］。これら静脈の圧が高くなると、内耳のセンサーの細胞の血流が悪くなり、内耳センサー細胞、その支持組織などがむくみ、耳石が脱落しやすい環境になると考えられます。

最終的には、内リンパの吸収にも影響すると考えられます。

同じ方向を向いて寝るとめまいが起こりやすい

あまり寝返りをうたず、同じ方向を向いて寝

［図 22］内耳の静脈系

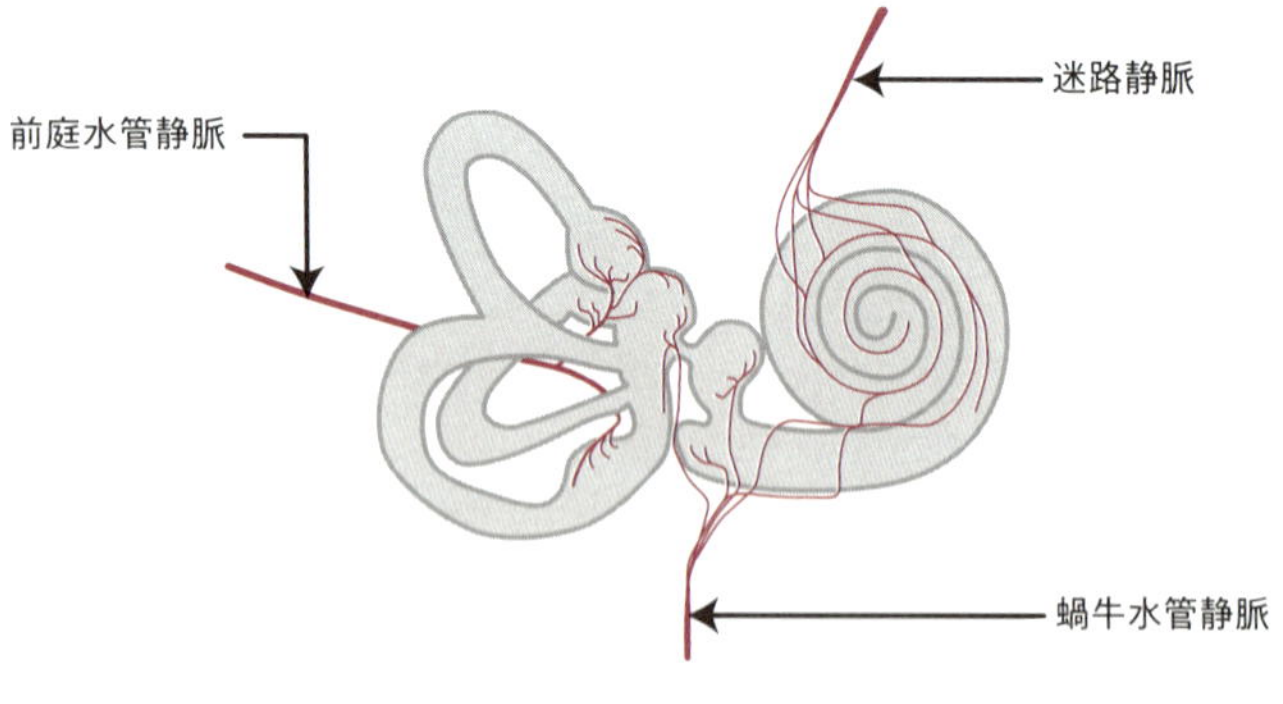

ていると、めまいになりやすいのではないかと以前からいわれていました。

ブラキシズムが起きているときに横を向くことで、ポジションによっては胸鎖乳突筋による圧迫が持続してしまい、内耳の静脈圧に影響をおよぼす可能性があると思われます。

また、寝ているときにずっと同じ位置で頭が動かないと、就寝中に三半規管に流れ込んできた細かい耳石が集まって、塊をつくる可能性があります。

その結果、起き上がるときに耳石の落下速度が速くなるので、強いめまいが出る可能性があるのです。

頸部のリンパ管の流れも悪くなる

静脈系の流れが滞ると、リンパ節でのリンパ液の濃縮がうまくいかなくなり、さらにむくみやすくなるという悪循環になってしまいます。

しかし、いくらリンパ管の流れが悪くなっても、内耳のリンパ液に直接影響はありません。

同じ「リンパ」の名前がついていますが、内耳の外リンパ液は脳脊髄液と交通しており、通常のリンパ管系からは独立した構造になっています。

そのため、頸部のリンパ管のうっ滞が、すぐにメニエール病のような内リンパ水腫につながるわけではないのです。

しかし、内耳と交通している動静脈の周囲には、リンパ管組織の存在が確認されています。ブラキシズムによって、リンパ管を介して内耳の動静脈の分布域に影響する可能性があります。

年齢に関係なく出現する静脈系のうっ血

良性発作性頭位めまい症やメニエール病などの、時々出現するめまいに対して、いままで動脈の血流について多く検討がなされてきました。

血液の流れが悪くなるといえば、一般には動脈の血液循環をまず考えます。

高齢者の場合は動脈硬化による血流障害が考えられますが、内耳性めまいは老若男女どの年代にも出現します。

動脈硬化があまりないであろう若い人にも、めまいは起こるのです。

そのため、動脈がけいれんを起こして血液の流れが悪くなるといった説明がされたこともあります。

もちろん、脳梗塞などの血管障害でめまいが出現することはよく知られているのですが、内耳そのものは虚血《きょけつ》（血液の供給不足）に対して比較的強い傾向があるという動物実験結果もあります。

内耳に血液をもたらす動脈は、椎骨脳底動脈系《ついこつのうていどうみゃくけい》という動脈系です。

この動脈系は頸椎や頭蓋骨にしっかり守られていて、外部から簡単に押さえたり圧迫したりすることはできません。そのため、ブラキシズムによって血流が変化することは考えにくいのです。

一方、静脈系のうっ血は、ほぼ年令に関係なく出現する可能性があります。

低血圧でふらつきが起こることもある

貧血や低血圧、動脈硬化によって起こるふらつきもあります。

その場合は血液検査などで原因がわかりやすいので、内科系の対応で原因となる病態を治療すると改善する場合が多いのです。

とくに最近目立つのが、高齢者の血圧が低すぎることによるふらつきです。

立ち上がったときや歩行時に、ふらつきを訴える人が多くなってきました。

年齢とともに脳血管は細くなり、動脈硬化が進行しますが、その細い血管を通して脳に血液を送るためには、ある程度の血圧が必要になってきます。

血圧を下げる薬によって若い人と同じような低めの血圧がつづくと、脳への血圧が維持されず、ふらついてしまうのです。

このような患者さんの場合は、血圧の薬を少し減量し、可能な範囲で血圧を高めに調整してもらえるように主治医の先生にお願いすることで、解決することがあります。

“こり”を引き起こすブラキシズム

ブラキシズムが頭や首の筋肉に慢性的なこりや痛みを残す

夜間の歯ぎしりや食いしばり、昼間の噛みしめによって、咀嚼筋のみならず、首の筋肉やうなじまわりの筋肉にも、慢性的な疲労をきたします。

頸部リンパ管の流れが悪くなり、静脈の圧が高めになるため、リンパ節での濃縮もうまくいかなくなります。結果として、周辺の筋肉がむくみやすくなり、筋膜がパンパンに張った状態になります。

慢性的にこのような状態で、さらに低気圧が近づこうものなら、周囲の気圧が低下して筋膜がさらに膨張し、頭痛がひどくなります。

緊張型頭痛という筋肉の緊張からくる頭痛は、頭全体が締めつけられるような痛みや片側のこめかみ周囲の痛みをきたします。

めまいと頭痛が同時に起こることがありますが、ブラキシズムが原因と考えると、決して不思議な現象ではないのです。

緊張型頭痛もブラキシズムが原因だった!?

「以前、他院で肩こりや首のこりからくる頭痛といわれました」という人は少なくありません。

たしかに肩こり・首のこりと頭痛は関係することが多いのですが、ブラキシズムが肩こり・首のこりと緊張型頭痛を同時に起こしていると考えると、ストレスや慢性疲労とのつながりが明らかとなり、説明しやすくなります。

噛み合わせの修正や就寝時のマウスピース装着などの歯科的な治療で、頭痛や肩こり・首のこりが同時に改善した例が多く報告されているのもうなずけます。

これまでお話ししてきたように、睡眠時ブラキシズムによって、あごのまわりに強

[図 23] ブラキシズム相関図

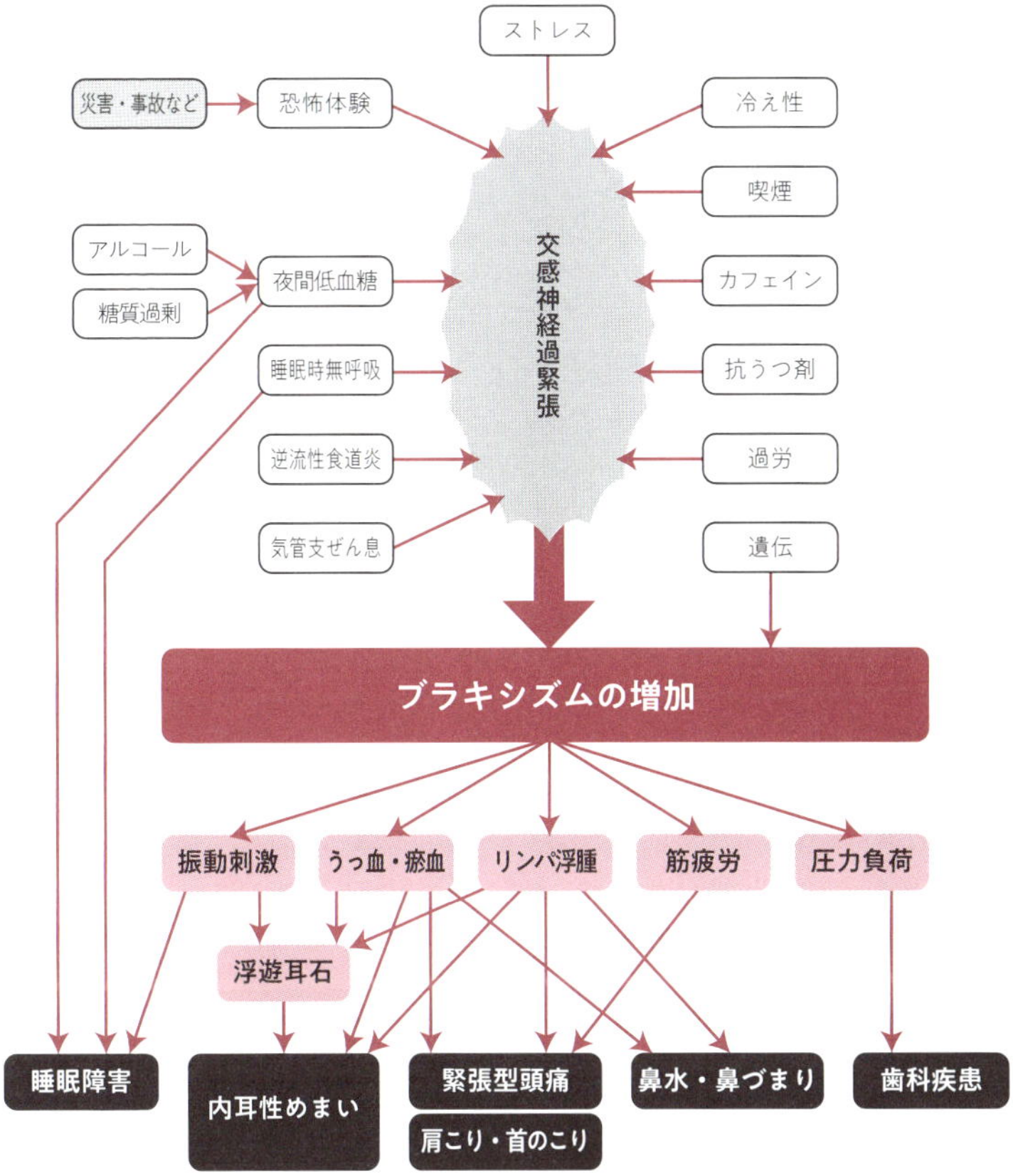

い筋肉の収縮が起こり、直接振動と静脈還流障害、リンパ浮腫が生じ、その上流の器官に影響をおよぼすことが考えられます。

血流障害と浮腫性変化によって内耳の耳石が浮き上がりやすくなり、顎関節を介した直接振動によって耳石が遊離しやすくなるのではないかと思われます。

また、耳石が安定している場合は、浮腫性変化のみが内耳に影響を与えると考えられます。とくに左右の内耳機能に差が出てしまうようなかたよった浮腫性変化が問題で、良性発作性頭位めまい症とメニエール病の、どちらともいえない病態が起こるのではないかと考えられるのです［図23］。

東洋医学では、めまいは古来から水毒の一部と考えられてきました。そのため水をさばく（水毒を解消する）薬がいろいろ発達しています。

ブラキシズムによって静脈系やリンパの流れが悪くなることがめまいの原因と考えると、昔の人の洞察力はすばらしいと感心せずにはいられません。

第5章

歯ぎしり・食いしばりが病気や不調を引き起こす

見過ごされてきたブラキシズムの影響

歯ぎしり・食いしばり、すなわちブラキシズムは、いままで歯科に限定される病態と考えられてきました。

歯科領域でも、歯肉炎や歯の損傷、顎関節症などの治療が中心で、他科のことまで考える余裕はありませんでした。

つまり、歯科においても、ブラキシズムが全身に与える影響を過小評価している傾向があるのです。

一方、耳鼻咽喉科、脳神経外科、脳神経内科、整形外科なども、歯ぎしり・食いしばりなどは歯科領域であるとし、専門外として扱ってきました。

ですから、病歴聴取の段階では、ブラキシズムはまったくといっていいほどノーマークです。

めまいの症状で受診して、医師から「歯ぎしり・食いしばりはありますか？」などとたずねられることはおそらくないでしょう。

一方、症状を訴える患者さんの側も、ブラキシズムに関してまったく自覚のない場合がほとんどです。

極端な話ですが、お医者さん本人ですら、自分のブラキシズムに気づいていないことがあるのです。

しかし、第4章で説明してきたように、ブラキシズムによって、咀嚼に関連した筋肉の慢性疲労、脳の静脈系の血流や頭頸部のリンパ管系に影響が出る可能性は大いにあります。

歯科の領域を越えた病態と関連しているため、今後は歯科と他科が連携して診療にあたる必要性があるでしょう。

こんなにある！ブラキシズムが引き起こす病気

実際に、ブラキシズムという病態を考慮に入れて毎日診察していると、さまざまな疾患との関連性が疑われます。

とくに、首から上のいままで原因がはっきりしなかった病態について、ブラキシズムの存在を考慮してみると、メカニズムが推察できるようになってきます。

ブラキシズムのある人、頭部ＣＴで側頭筋に特徴的な所見を認めた人たちから病歴を聞き出してまとめてみると、比較的共通した既往歴がみつかりました。

既往歴を調べた結果、関連がありそうなものを以下に挙げてみました。

①耳鳴り

②結膜下出血

③網膜中心静脈（分岐部）閉塞症
④耳管狭窄症
⑤非定型顔面痛
⑥舌痛症
⑦末梢性顔面神経麻痺の治癒への影響
⑧閃輝暗点《せんきあんてん》
⑨ストレートネック

ひとつずつ考察してみましょう。

①耳鳴り

めまい、頭痛とともに、耳鳴りを訴える人が多くいます。

当院でも、難治性の耳鳴りが主訴の患者さんは多く、頭部CTを撮影したり、聴力検査を行ったりしています。

感じる音も、セミの鳴くようなジージーとした音、キーンと高い音など、さまざまです。

ＭＲＩで異常が認められないといわれた場合でも、再度ＣＴで調べてみると、側頭筋は平均より有意に厚いことがわかります。

すべての耳鳴りがブラキシズムと関連するとはかぎりませんが、一部には関連があると考えられます。

②結膜下出血

朝、鏡を見ると、眼球の白目の部分が赤く出血していて驚いたという経験はありますか？

これは結膜下出血といい、外傷性のもの以外の原因は不明ですが、視力にも問題がないため、

［画像14］結膜下出血の症状

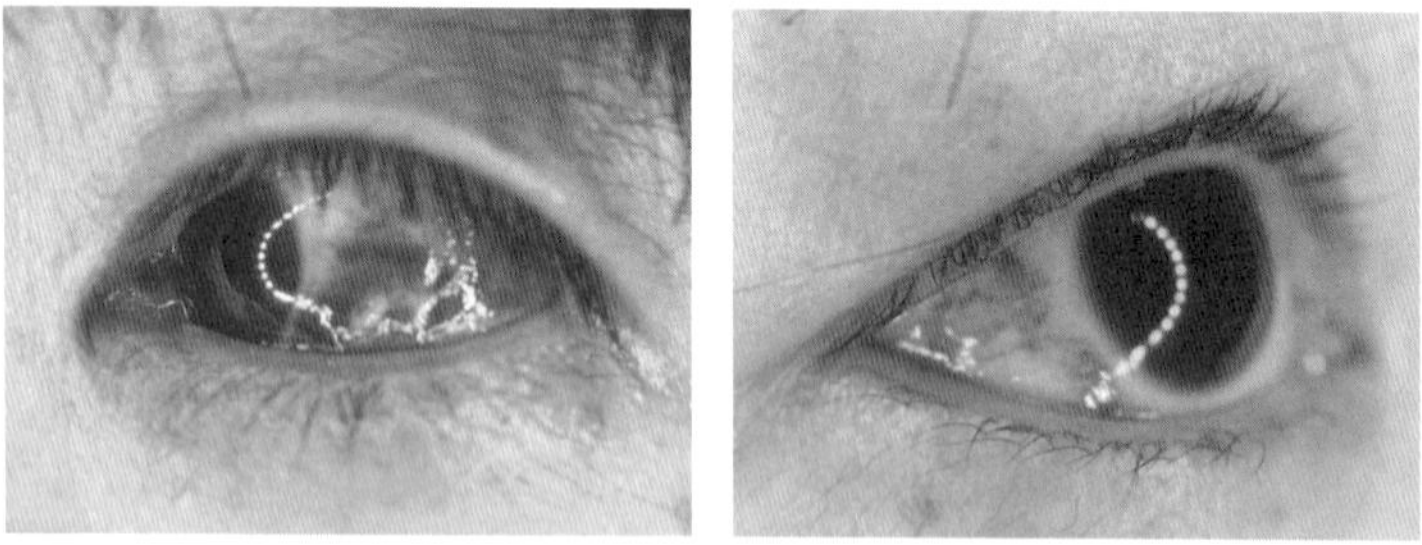

白目の部分に出血を起こしてしまう病態。

目薬で経過観察されることが多いのです［画像14］。眼科を受診して、とくに問題がないといわれても、心配して脳の検査を受ける人も多くいます。

結膜下出血の既往のある人の頭部ＣＴでは、側頭筋が厚くなっており、出血しやすい側と同じ側の側頭筋が有意に厚いことがわかります。

これは、ブラキシズムによる静脈圧の上昇が考えられます。

白目の部分はブラキシズムによって締めつけられる顔面静脈からかなり遠い場所であり、血液の粘性も高くなっている可能性があるので、血流にも注意が必要です。

③網膜中心静脈（分岐部）閉塞症

眼球の網膜を流れる静脈がなんらかの原因で詰まることによって、眼の奥（眼底）にしみ出すような出血をきたし、視力にも影響がおよぶことがある病態です。

糖尿病によるものが多いのですが、基礎疾患もなく原因不明のものもあります。

頭部ＣＴでこの病態のある人の側頭筋を計測したところ、ほとんどのケースで側頭筋の厚みが増して、輝度も上昇していました。

はっきりとしたブラキシズムの自覚がある人もいました。

静脈の閉塞症であるため、うっ血が大いに関連すると考えられます。

④耳管狭窄症

耳管とは、耳の鼓膜の奥の鼓室（中耳）の部分と鼻の奥をつなぐ管のことです。

耳管には、鼓膜の内側の気圧が外の気圧と等しくなって、鼓膜を効率よく振動させるための通気孔の役割があります。

この管がなんらかの原因で詰まってしまうと、音がこもって聞こえるため、とても不快になります。

鼻炎などの要因で起こることが多いのですが、難治性の場合はブラキシズムとの関連を疑ってみる必要があります。

ブラキシズムによってリンパの流れが悪くなり、鼻粘膜の浮腫性変化が慢性的になってしまうことにより出現することも考えられます。

⑤非定型顔面痛

一方の顔面が焼けるように痛い、食事をするときに顔面が痛くなるなどの症状を訴える人がいます。

また、三叉神経痛のズキンとするような痛みとは少しちがう、範囲のはっきりしない痛みが持続することがあります。

副鼻腔炎や歯肉炎などの炎症性疾患で起こることがありますが、ＣＴで副鼻腔に異常がない場合、非定型顔面痛といい、強いストレスのある人に起こることが多いとされています。

これもストレスによって昼夜を問わずブラキシズムが引き起こされることで、うっ血症状として出現すると考えられます。

⑥舌痛症

舌痛症とは、原因不明の舌の痛みをきたす病態です。

舌の灼熱感やピリピリ感などの異常で不快な感覚が、長期にわたって持続します。

口腔灼熱症候群ともいわれます。

これも非定型顔面痛と同様に、ブラキシズムによる血流障害から起こることがあります。

ドライマウスをともなうこともあり、シェーグレン症候群やビタミン欠乏症との鑑別が必要ですが、ブラキシズムをコントロールすることで改善する人もいます。

⑦末梢性顔面神経麻痺の治癒への影響

ある日気づくと、片側の顔面が麻痺し動きにくくなってしまうのが、末梢性顔面神経麻痺です。別名ベル麻痺といいます。

片方の顔面に違和感を覚え、眉毛が下がる、眼が閉じにくくなり涙がこぼれやすくなる、口角が下がって水を飲んでも漏れてしまうといったことが起こります。

脳梗塞などの異常がなければ、顔面神経という脳から出る末梢神経がなんらかの原因によって信号を伝えられなくなってしまうことで起こります。

原因についてはウイルス感染など諸説ありますが、跡形もなく治るケースと、後遺症を残すケースがあります。

末梢性顔面神経麻痺がよくならない原因のひとつに、ブラキシズムの関与が考えられます。

末梢神経は損傷を受けたあと、少しずつ（1日に約1ミリメートル）元の位置に伸びていきます。この神経の修復は、おもに夜間に行われるのですが、睡眠時ブラキシズムがあると、筋肉の強い収縮によって神経の再生が邪魔される可能性があります。

本来伸びなければならない方向とちがう方向に伸びてしまうことで、元どおりの顔面の動きが回復しない場合もあります。なかには食事中に涙が出てしまう、ワニの涙症候群状態になってしまう人もいます。

⑧閃輝暗点《せんきあんてん》

突然目の前にキラキラとしたギザギザ模様が出現して視界が悪くなる症状で、閃輝暗点といいます。

片頭痛の前兆症状として出現することもありますが、頭痛をともなわない場合もあります。

当院の受診者数は少ないのですが、閃輝暗点の患者さんの頭部ＣＴを調べると、側頭筋が平均より有意に厚く、ブラキシズムとの関連が疑われます。

最近では、脳の後ろの部分の血流の低下によって起こるといわれていますが、ブラキシズムによる静脈圧の上昇も関与していると考えられます。

⑨ストレートネック

慢性的なブラキシズムがあると、胸鎖乳突筋など頸部の筋肉の緊張が強くなってしまい、首が前のめりになりやすくなります。

すると、ふだんは前後にゆるやかな湾曲を描く首の骨が、まっすぐ緊張したような形になってしまいます。これが、ストレートネックです。

ストレートネックでは、頭の重みが前方にかたよるため、猫背、肩こり・首のこりなどが起こりやすくなります。

ブラキシズムによって斜角筋にまで緊張がおよぶと、腕に伸びる神経が圧迫を受け、腕のしびれをきたすこともあります。

また、首の筋肉のこりによって肩甲背神経が圧迫されると、背中の肩甲骨の内側に痛みが出現します。首のこりに加えて肩甲骨の内側の痛みを訴える人に、ブラキシズムが隠れているケースがあります［図24］。

このように、ブラキシズムは眼科、神経内科、脳神経外科、整形外科、歯科口腔科など、多くの科にわたった多彩な症状の原因と

［図 24］肩甲背神経の圧迫

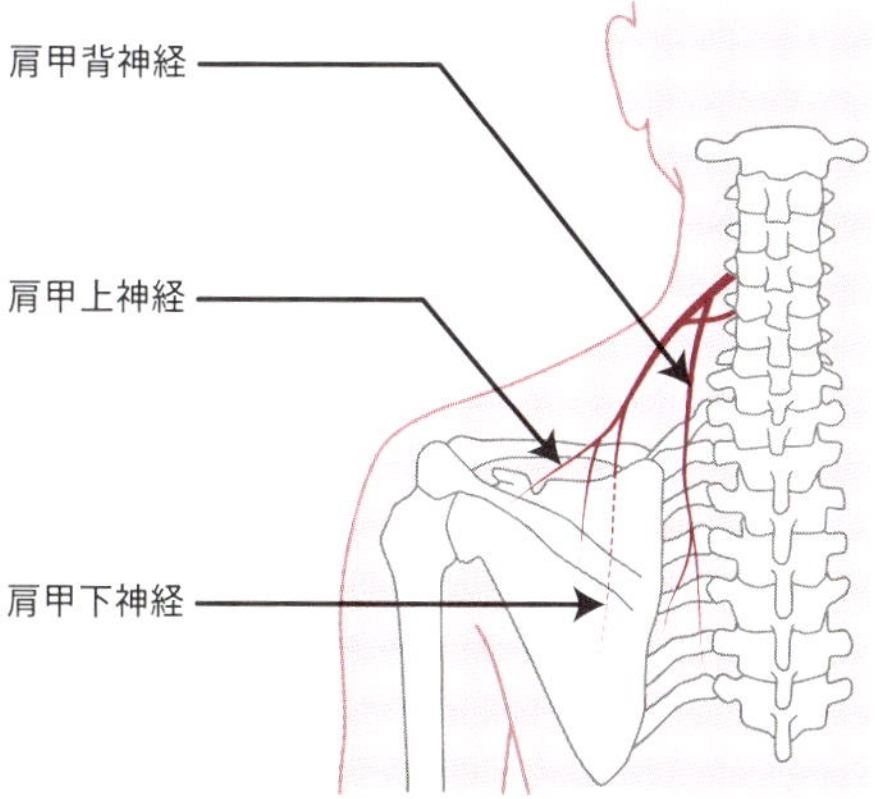

肩甲背神経は、ブラキシズムによって緊張した頸部の筋肉のあいだを通っているため、肩甲骨の内側の痛みとして感じられることがある。

なっている可能性があります。

これらの症状がブラキシズムを中心として再編成され「ブラキシズム関連症候群」として認知されることが今後あるかもしれません。

第6章

めまいを治す3つのポイント【治療・症例編】

めまい・頭痛を治療するために必要なこと

これまで説明してきたように、めまいや緊張型頭痛には、ブラキシズムという原因が共通しています。ブラキシズムを改善し、血液とリンパの流れをよくすることで、症状は改善するでしょう。

治療の根本となるのは、次の３つです。

①ブラキシズム対策
②血流改善
③水滞の改善

めまいの場合、これに加えて耳石のない三半規管を維持するための体操も必要になってきます。

最近、めまいのリハビリテーションがテレビで紹介されることが多くなっています。

本書でも、めまいの対策として、この３つのアプローチから私が長く患者さんたちにお教えしている方法を紹介します。

ブラキシズム対策のヒントと実践

歯科のマウスピースや噛み合わせ治療

歯科では、ブラキシズムによる歯の咬耗を防ぐために、マウスピース（ナイトガード）装着、噛み合わせの改善などの指導がされています。

脳からの異常な信号がブラキシズムの原因ですが、これらの歯科治療は一定の効果があります。

とくに、歯にかかる圧力を分散して歯を守るためには、就寝時のマウスピース装着は意味があると思われます。

しかし、場合によっては口の中の異物感が強く、かえって眠れなくなってしまったり、睡眠中に舌で押し出してしまったりすることもあるようです。

東洋医学からのアプローチ

歯科による治療がうまくいかない場合、何か打つ手はないのでしょうか。

そこで、東洋医学の出番です。

ブラキシズムのもとになっているストレスや疲労などは、肝と胆という領域（昔から「肝っ玉」といわれるような働きがある）の異常によって起こると考えられます。

東洋医学には、経絡というツボがつながった電気的な流れがあり、胆経という経絡は側頭筋を通り［図25］、肝経は胆経に内側から影響を与えています。

これらの経絡の流れが悪くなると、その経絡のどこかで異常が出現するという考え方があります。

とくに、肝系は漢方薬との関連が知られており、保険適応薬もあります。

肝という臓腑（五臓六腑の考え方から、東洋医学では「臓腑」と呼ぶ）は、気持ちを伸びやかにするという性質があります。不安やストレスや怒りなどで気持ちよく伸びやかになれないと、肝系を中心に支障が出てきます。

すべてのものに陰陽の関係があることは、みなさんも聞いたことがあると思います。

肝という臓腑にも陰陽があり、イライラや不安感などのストレスは肝陽を亢進させるといわれています。

この肝経と表裏一体となっているのが、胆経です。

[図 25] 経絡からブラキシズムへのアプローチ

・胆経が重要な部分を担う
・胆経は肝経と表裏一体

抑肝散／抑肝散加陳皮半夏 当帰四逆加呉茱萸生姜湯 竹茹温胆湯

・胃経（脾経）小腸経

呉茱萸湯 真武湯

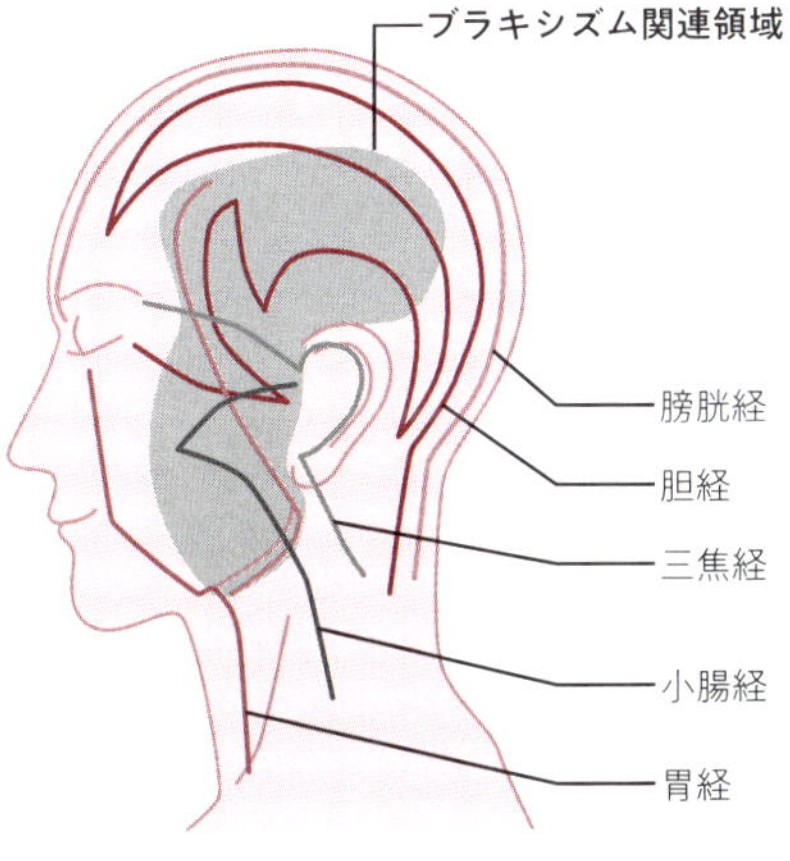

東洋医学的な考え方を応用すれば、この肝陽の亢進が胆経を通じ、咀嚼筋に影響を与えるとされています。そして、この肝陽の亢進が、ブラキシズムという形で出現すると考えられます。

肝の陰陽は、現代医学では自律神経に近い概念です。

交感神経を陽、副交感神経を陰にたとえると、肝陽の亢進した状態とは、交感神経が過剰に緊張した状態（交感神経の過緊張状態）とも考えられます。この肝陽の亢進した状態を抑えることができれば、ブラキシズムにも効果が期待できます。

肝陽の亢進した状態を抑える漢方薬「抑肝散」

「抑肝散《よくかんさん》」という漢方薬があります。

これは16世紀の中国で、子供の夜泣きやかんの虫の薬として使われていました。現在では、不眠や認知症など、さまざまな分野で応用されています。

筆者自身も、学会など人前で落ち着いて話をしたいときや、外来の患者さんが多く、落ち着かないときなどに服用することがあります。

抑肝散は読んで字のごとく、肝の亢進状態を抑える効能があり、ストレスで落ち着かない状態を見事に抑えてくれる薬です。

現在、抑肝散と抑肝散加陳皮半夏《よくかんさんかちんぴはんげ》という2種類の漢方薬が知られています。

夜寝るときにどちらか一方を内服すると、ブラキシズムの軽減が期待できます。

下肢や首まわりの冷えを予防する

一方、肝経は冷え性にも関連があります。

足が冷えて眠れないなど、下肢の冷えを自覚しやすい人は、夜間に食いしばりが出現しやすくなります。

冬は靴下を履かないと眠れないという人には、当帰四逆加呉茱萸生姜湯《とうきしぎゃくかごしゅゆしょうきょうとう》を寝る前に飲んでいただいています。夜間に足がこむら返りを起こしやすい人も、この薬で予防できます。

冬の寒い日は首まわりやあごが冷えないように、就寝中にやわらかなネックウォーマーなどを使用して対策しましょう。

胆経の興奮を抑える「竹茹温胆湯」

肝経と胆経は表裏一体と書きました。肝経が胆経に影響をおよぼす場合と、胆経が独立して調子を悪くする場合があります。

その胆経を温めてくれるのが、「温胆湯《うんたんとう》」です。

現在保険適応のある漢方薬に「竹茹《ちくじょ》温胆湯」があります。この薬も、睡眠時ブラキシズムに効果があります。

側頭筋を計測していて新たに気づいた点ですが、気管支ぜん息や肺気腫など慢性の呼吸器疾患がある場合も、側頭筋が有意に厚くなっていました。

気管支ぜん息や肺気腫は、慢性閉塞性肺疾患といって、気管支が相対的に狭くなって呼吸が苦しくなる病態です。昼間はとくに息苦しさを感じなくても、夜間寝ているときに息苦しくなって、せき込むことがあり、このときに食いしばってしまうことが考えられます。

また、気管支を広げる自律神経は交感神経系なので、交感神経の緊張状態が潜在的にあることも原因のひとつとして考えられます。

この胆経を温めて肺を潤す成分の入った竹茹温胆湯は、気管支が弱い人のブラキシズムにも効果が期待できます。

一般的な睡眠剤導入剤でブラキシズムは予防できるか

現在よく処方される睡眠導入剤では、どうやらブラキシズムは軽減しないようです。

しかし、ベンゾジアゼピン系の薬でブラキシズムがある程度軽減するという報告があります。少量のクロナゼパム、ジアゼパム、カルバマゼピンという薬が、一般的によく使用されているようです。

これらをこれまで紹介した「抑肝散」「竹茹温胆湯」などの漢方薬と組み合わせることで、睡眠時ブラキシズムにより効果が期待できます。

冷たいものを飲むと全身の冷えを呼び込みやすい

冷たいものをよく飲む人は胃腸が冷えやすく、これが全身の冷えを引き起こします。

胃腸が冷えると、腸や肝臓を循環する門脈を伝わって肝に冷たい血液が流れ、その結果、肝が冷えてきます。

冷たいものはなるべく控え、体温より少しでも温かいものを飲むように心がけましょう。

夏でも、体温に近い温度の水分のほうが吸収が早く、結果として発汗を早めて体温を下げてくれるので、冷たい飲み物よりも健康的に涼しくなれるのです。

血流改善のヒントと実践

瘀血の患者さんの血液にみる連銭形成

［画像15］は正常の血液像です。赤血球の形がそろっていて、一つひとつが独立して、膜に弾力性があります。

［画像16］は、めまい・頭痛のある人の耳たぶから少量採取した血液を、顕微鏡で

［画像 15］正常な血液像

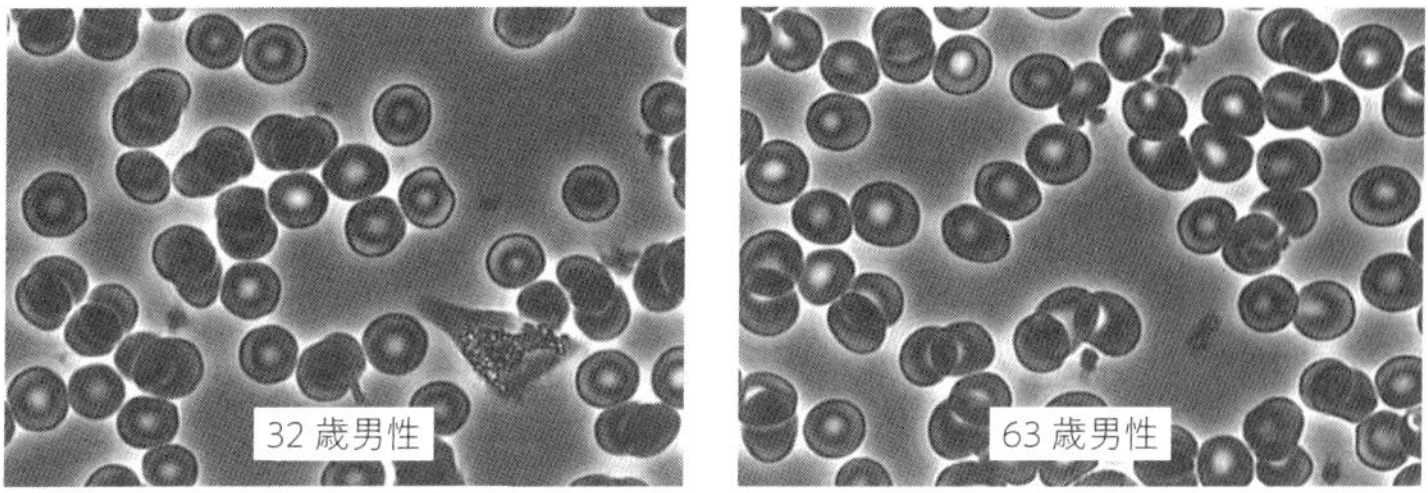

位相差顕微鏡による新鮮血液像（耳たぶから採取）。赤血球ひとつひとつが独立して、膜に弾力があり互いに反発し合う。

［画像 16］めまい・頭痛患者の血液像

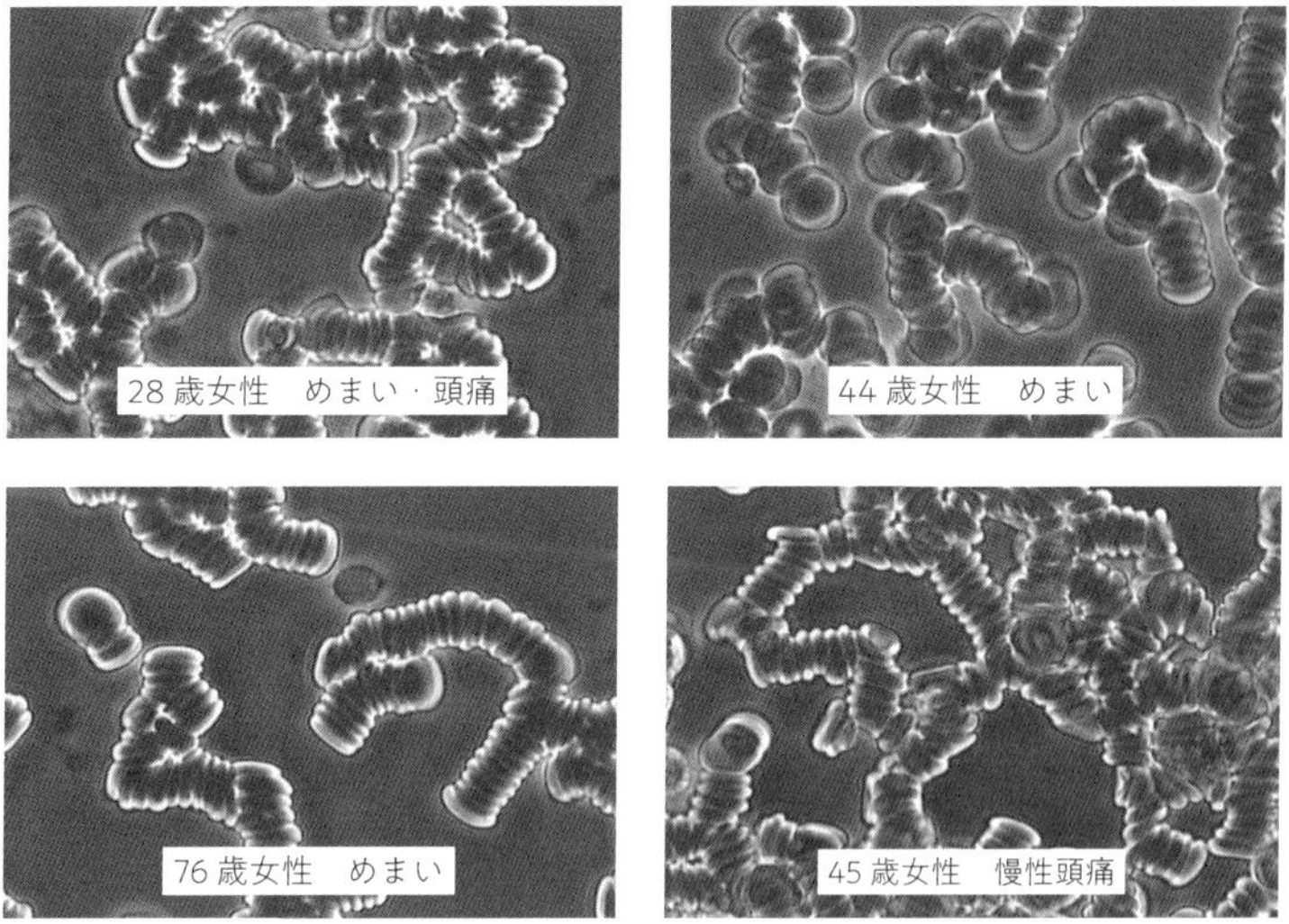

赤血球が互いにくっつき合い、連銭形成して毛細血管を通りにくい状態になっている。

観察した写真です。

くらべてみるとわかりますが、頭痛やめまいのある人の血液は、［画像16］のように赤血球が列をなして重なっています。これを連銭形成《れんせんけいせい》といい、瘀血のある人によく認められる所見です。

正常な赤血球では、表面がマイナス電位に帯電しており、それが反発力となって赤血球どうしがくっつかないようになっています。しかしなんらかの原因で表面の電位が上がってくると、まるで磁石のようにくっついてしまうのです。

赤血球の直径は7〜8ミクロン、毛細血管のいちばん細いところは4〜5ミクロンで、赤血球の直径よりも細くなっています。

赤血球単体ならばうまく折れ曲がってすり抜けていきますが、連銭形成してしまうと毛細血管を通り抜けにくくなるため、血液の渋滞を引き起こしてしまいます。

血液が酸性に傾くと、赤血球がくっつく

正常な血液のｐＨは、7・4という弱アルカリ性に維持されています。

しかし、ブラキシズムや睡眠時無呼吸症候群、いびきなどがあると、血液中に炭酸ガスがたまりやすくなり、血液が酸性に傾きやすくなります。

また、ブラキシズムによる筋肉の過剰な収縮によって発生する老廃物のなかに、乳酸という酸性の物質がありますが、これも血液を酸性に傾けてしまいます［図26］。

血液が酸性に傾くと、連銭を助長します。そしてそれが慢性的になると、血液が離れにくくなります。最終的には、血栓という血液の塊の原因となってしまいます。

［図26］赤血球の連銭形成

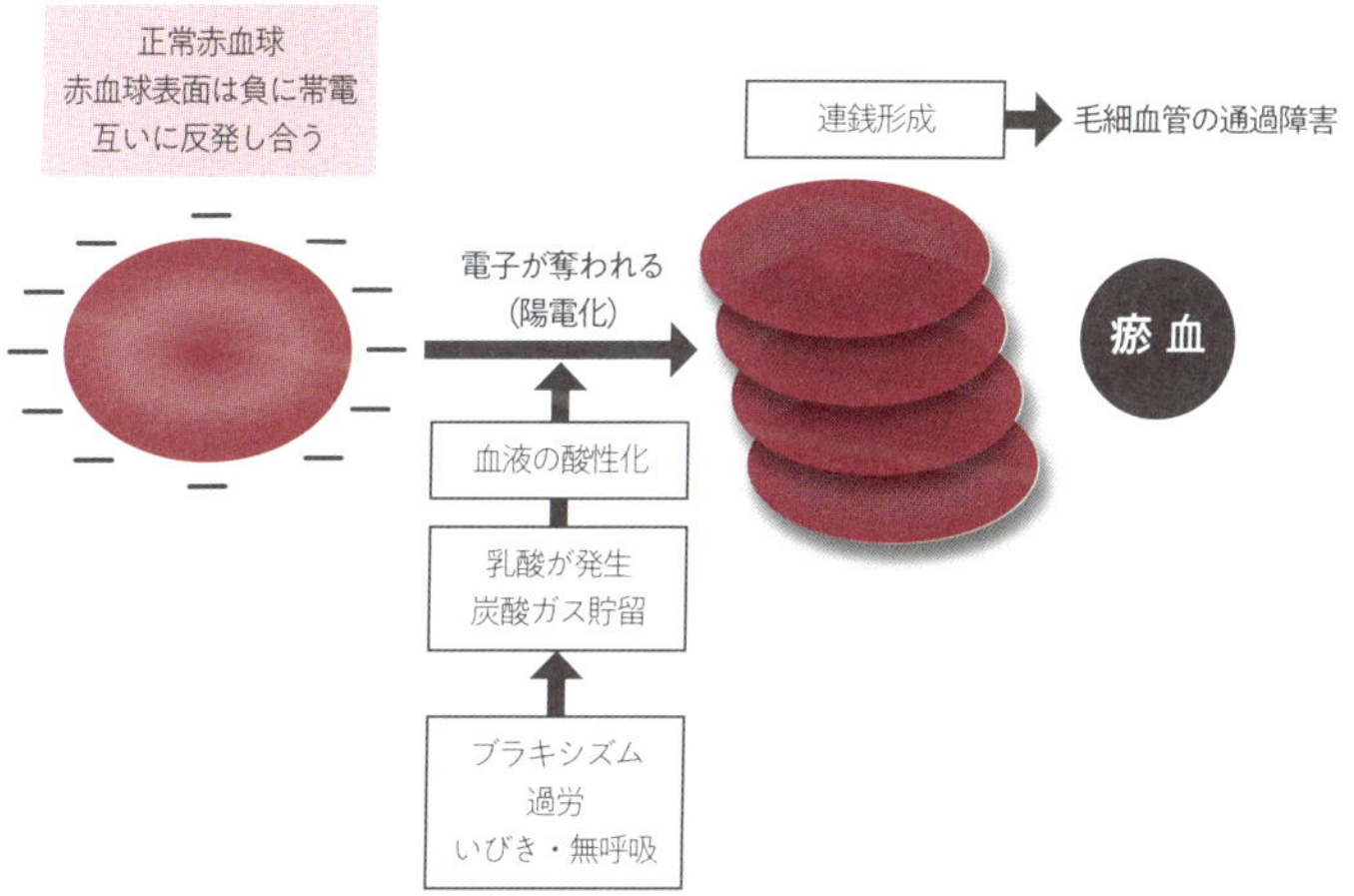

血液が酸性に傾くと、吐き気が出てくる

めまいによって視界がひどく回れば、誰でも気分が悪くなり、なかには嘔吐してしまう人も出てきます。

とくに、もともと胃腸に水分を貯留しやすい、血液が酸性に傾きやすいという人は、嘔吐しやすくなります。脳が血液の酸性を感知すると、胃酸を吐いて少しでも酸性を和らげようという機能が働くものと思われます。

めまいのひどいときに、メイロンという点滴をすることがあります。この点滴は、酸性に傾いた血液を弱アルカリ性に戻す作用があります。

駆瘀血剤といううっ血改善薬

漢方には、うっ血を改善させる種々の薬があります。

瘀血を改善する目的で「駆《く》瘀《お》血《けつ》剤」と呼ばれています。

その代表格が「桂《けい》枝《し》茯《ぶく》苓《りょう》丸《がん》」です。

桂枝茯苓丸は、婦人科の血の道症や月経困難症などによく使われますが、打撲による内出血や血液の連銭形成や血栓を改善させる効果があるといわれています。

また、更年期の顔のほてりやホットフラッシュ、慢性的な肩こりの訴えがあるときは、桂枝茯苓丸に代えて「加味逍遙散《かみしょうようさん》」という漢方薬を使います。

ちなみに、駆瘀血剤は胃腸の血液の流れもよくしてしまうので、便秘傾向の人にはよいのですが、そうでない場合は少し便がゆるくなることがあります。「桂枝茯苓丸」は下痢になりにくい薬ですが、それでも下痢をしてしまう人がいます。そういう場合には、別の薬を考慮します。

血栓を溶解するルンブロキナーゼ

昔から漢方では、血栓を溶かす方剤も研究されてきました。

代表格は「地竜《じりゅう》」という生薬です。じつは、これは食用のミミズなのです。

ミミズに含まれるルンブロキナーゼという酵素には、強力な血栓溶解作用があり、現在認知症や血栓症などに応用されています。

ミミズ乾燥粉末、田七人参、イカキトサン、ルチンが配合された医療機関扱いのサプリメントがあり、これを紹介しています。

こちらは比較的下痢になることが少ないので、筆者も個人的に愛用しています。

むくみ（水滞）改善のヒントと実践

体の水をさばく「五苓散」

昔から、めまいは体の中を流れる水分（津液）が滞って起こると考えられており、漢方薬にも水の吸収をよくしたり、津液の流れをよくしたりするものが多数あります。

代表的なものとしてよく知られているのは「五苓散《ごれいさん》」です。

これは5つの生薬を使用したシンプルな配合で、漢方の基本処方のひとつに数えられるほどスタンダードな薬です。

現在、アクアポリンという細胞や組織の水チャンネルを阻害する作用がわかっており、応用範囲は消化器領域から脳外科領域まで、幅広く使われています。

この五苓散は天気の下り坂のときに頭痛が出やすい人への処方として昔から使われており、めまいとそれにともなう吐き気にも威力を発揮します。

めまいが原因で吐いてしまうとき、耳かき程度の量を少しずつなめてもらうと吐き気が少しずつおさまってきます。二日酔いで吐き気やむくみがあるときにも、効果があります。

めまいと頭痛に効果のある「半夏白朮天麻湯」

「半夏《はんげ》白朮《びゃくじゅつ》天麻湯《てんまとう》」は、冷え性で胃腸が弱く、めまいや頭痛がある人によく使われる漢方薬です。

半夏白朮天麻湯にも、水をさばく効果があります。

さらに、天麻という肝経を伸びやかにする生薬が使われているため、めまいの不安感にもよい影響があります。緊張型頭痛にも効果を発揮します。

めまい・頭痛の症例と処方例

ここからは、実際にめまいや頭痛で悩む患者さんの症例を通して、代表的な処方を紹介していきます。

症例1　60代女性Aさん【良性発作性頭位めまい症の疑い】

Aさんは10年ほど前、朝起きたときにひどい回転性めまいにおそわれました。

そのときは頭を持ち上げようとして激しいめまいとなり、寝床から起き上がることができなかったのですが、安静にしていると3日くらいで自然によくなったとのことです。

その後、年に1回程度、同じような回転性めまいを経験されたそうです。

そしてある1月の寒い朝、起床時にひどくゆれるようなめまいにおそわれ、気分が悪くなって吐いてしまいました。体を動かすとめまいと吐き気がひどくなるため、じっと安静にして、水分などをストローで摂取しました。

3日目にようやく動けるようになり、近くの耳鼻科を受診したところ、聴力に問題はなく、眼振もはっきりしないため、異常なしと診断されて、抗めまい薬のベタヒスチンメシル酸塩（商品名：メリスロン）が処方されました。

しかし、内服してもふらつきが改善せず、発症から7日目に当院を受診されました。

Aさんはふだんから首や肩のこりがひどく、重く締めつけられるような頭痛もよく経験されるそうです。Aさん本人にはブラキシズムの自覚はまったくないのですが、お姉さんにひどい歯ぎしりがあるといいます。

実際に診察してみると、構音障害（うまく発声できない状態）や手足の麻痺など、脳や脊髄の異常を示す兆候は認められません。

患者さんを寝かせて眼振をみるテスト（頭位変換眼振テスト：ディックス・ホール

パイク法）では、明らかな眼振は検出されなかったのですが、右45度を向いて寝かせてみると、左を向いたときとちがい、明らかな違和感があるといいます。

Aさんの舌は［画像17］のように、全体が少しむくんでいるような状態です。舌の裏側を見ると血管が浮き出ているように見えます。これはうっ血を示唆する所見（漢方では瘀血）です。

さらに下の歯をみると、咬耗やエナメルクラックという縦方向のひびが認められ、歯の根本に楔状欠損も認められます。

頭部CTを見てみると［画像18］、脳の中には異常は認められませんが、側頭筋の厚みが増しており、輝度も上昇して白く見えます（脳筋コントラスト）。

以上から、Aさんのめまいの原因は、右の後半規管（三半規管のうち、垂直方向の動きを感知する部位）に浮遊耳石が迷い込んでいる可能性が考えられたため、頭位治療として左回りのエプリー法を行いました。2回連続で行うとめまい感はなくなり、気分がスッキリしてきたそうです。

再発予防のために、以下の薬を処方しました。

[画像 17] 症例１　Ａさんの舌の所見

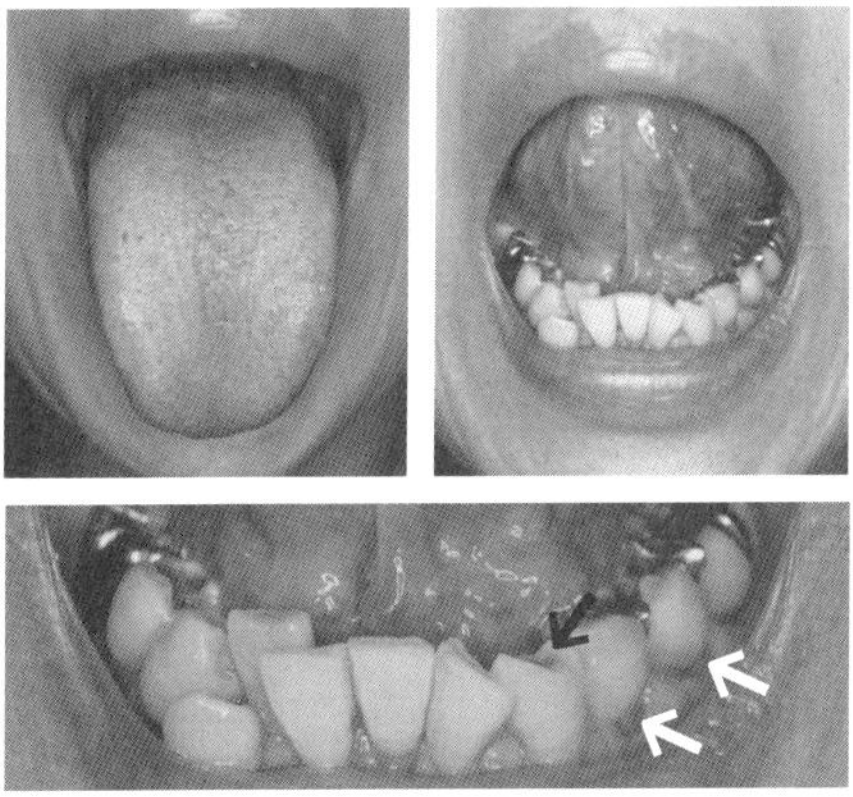

舌はややむくみ気味で、歯のあとが認められる。

舌の裏は静脈が怒張し、瘀血の所見を呈す。

白矢印は楔状欠損、黒矢印は咬耗を示す。また、歯の縦軸方向に亀裂（クラック）も認められる。

[画像 18] 症例１　Ａさんの頭部ＣＴ

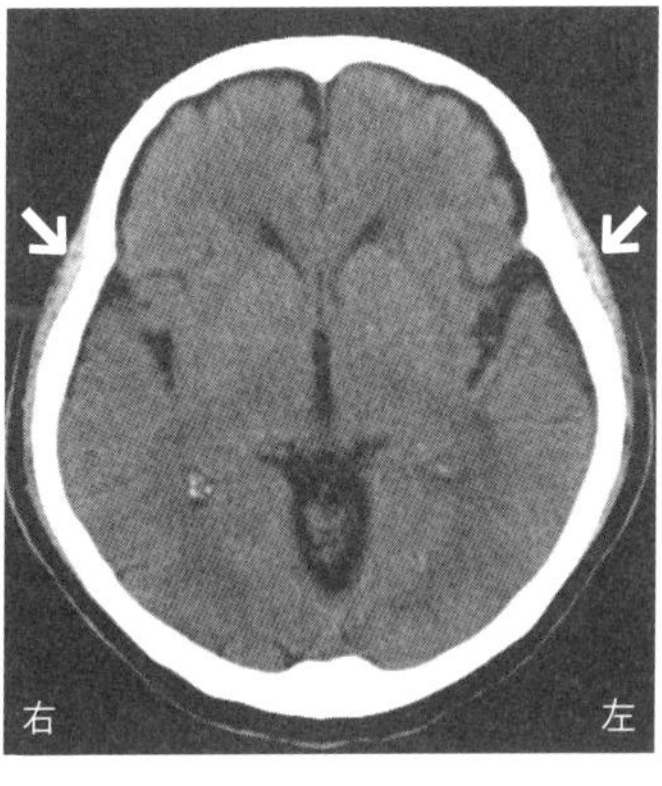

脳にはとくに異常所見はなし。側頭筋の輝度が上昇して脳筋コントラストが認められる。画像 17 の歯の所見と合わせて考慮すると、強いブラキシズムの存在が示唆される。

・桂枝茯苓丸エキス……1回2・5グラムを1日3回毎食前
・五苓散エキス……1回2・5グラムを1日3回毎食前
・抑肝散加陳皮半夏エキス……1回2・5グラムを1日1回就寝前
・クロナゼパム（リボトリール）……1回0・25ミリグラムを1日1回就寝前

2週間後、Aさんが来院しました。話を聞くと、内服3日目からめまい感と頭の重い感じがなくなり、徐々に首や肩のこりもスッキリしてきたそうです。その後、桂枝茯苓丸と五苓散を1日2回に減量して継続服用していますが、寝ているときに途中で起きることがなくなり、睡眠の質も向上したようです。

Aさんの場合、本人にはブラキシズムの自覚はありません。しかし、実姉に歯ぎしりがあること、舌のむくみがあること、歯に強い負荷がかかっていることと、側頭筋の厚みが増して輝度が上昇していることを考え合わせると、Aさんにも睡眠時ブラキシズムがあると考えられます。

頭位変換治療によって浮遊耳石を除去し、内耳周囲のむくみを五苓散でさばき、うっ血を桂枝茯苓丸で改善させ、抑肝散加陳皮半夏とリボトリールでプラキシズムを抑制した結果、めまいの再発を抑えることができたと考えられます。

症例２　70代男性Bさん【良性発作性頭位めまい症】

Bさんは、半年前から歯の調子が悪くなりました。たびたび右の奥歯の痛みを自覚するようになったようです。

そのころからめまい感が出現しはじめました。起床時に強くふわふわとふらつき、午前中は調子が悪く、午後にはよくなるような日がつづきました。

来院の３日前の朝、起床後にふらついて、転倒してしまったそうです。その後も体を動かすとめまいが出るため、家族に付き添われて来院しました。

Bさんは、以前から蝉の鳴くような耳鳴りが両耳で聞こえていました。また、極度の冷え性で、冬場は靴下を履かないと寝られないそうです。

来院時、血圧は正常範囲で、脳や脊髄など中枢神経の病気を示す所見は認められませんでした。

頭位変換眼振テスト（ディックス・ホールパイク法）では、右45度を向いて寝かせると、右向きに眼球が早く回りだします（回旋性眼振）。そしてものの10秒で眼球の動きは止まるのです。眼球が回っている10秒ほど、Bさんもめまいを訴えました。左45度を向いて横になっても、めまいは現れませんでした。

また、右の翳風・頬車のツボを軽く押しただけで、強い痛みを訴えます。

舌をみると全体にむくんでぼってりした舌（胖大舌）で、舌下静脈の怒張ははっきりしませんが、下の歯に咬耗やクラック（亀裂）などが認められます。

頭部CTでは、脳の中にラクナ梗塞（微小な脳梗塞）が散見されますが、今回のめまいを積極的に説明できる病変は認められません。また、右側の側頭筋が左にくらべて厚くなっていることがわかります。

以上の病歴と診察所見、とくに頭位変換眼振テストの結果を重視して、右の

[画像19]　症例2　Bさんの舌の所見

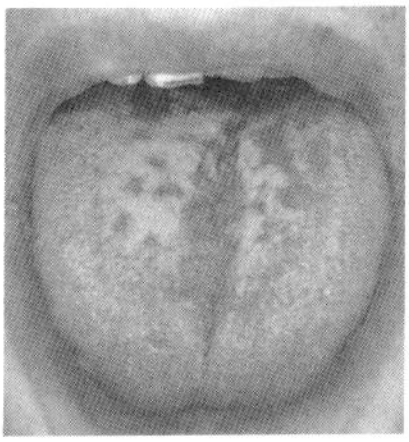

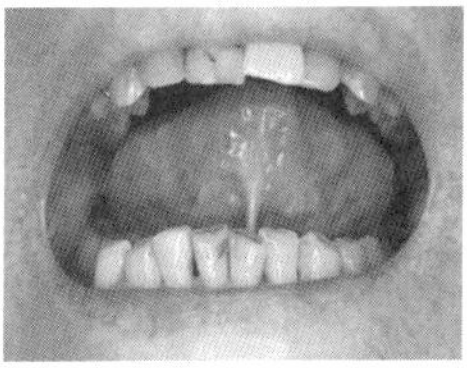

舌は全体にむくんでおり、胖大舌を呈している。舌下静脈は軽度怒張している。

開口障害があるためしっかり口を開けない。顎関節症が疑われる。

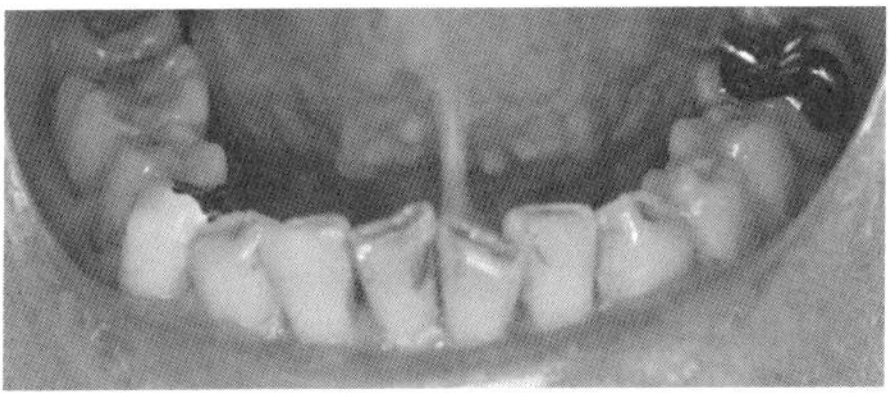

下あごの歯は全体に咬耗が認められる。エナメルクラックも認められる。

[画像20]　症例2　Bさんの頭部CT

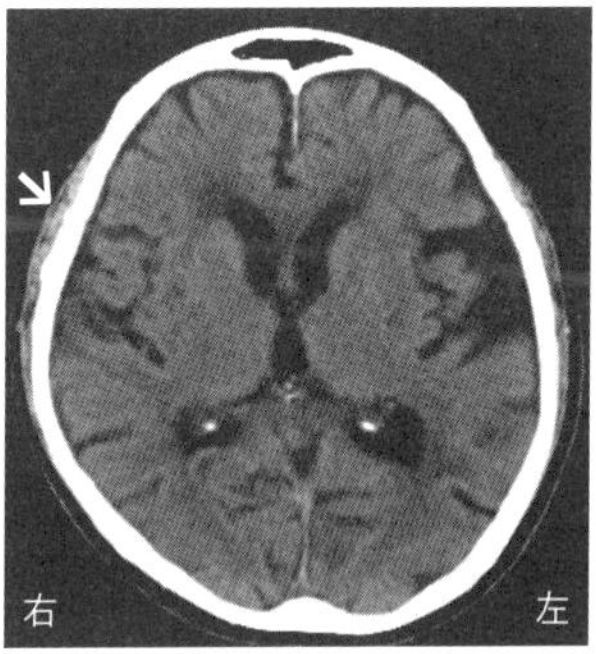

脳内にはラクナ梗塞が散見されるものの、症状を説明できる場所には病変は認められなかった。
一方側頭筋は右側が厚く、脳筋コントラストも認められる(矢印)。

垂直方向の三半規管に耳石が入るタイプの良性発作性頭位めまい症と診断し、頭位治療として左回りのエプリー法を行いました。めまいはほぼ改善したので、左記の薬を2週間分お出ししました。

・桂枝茯苓丸エキス……1回2・5グラムを1日3回毎食前
・五苓散エキス……1回2・5グラムを1日3回毎食前
・当帰《とうき》四逆《しぎゃく》加《か》呉茱萸《ごしゅゆ》生姜湯《しょうきょうとう》エキス……1回2・5グラムを1日1回就寝前
・クロナゼパム（リボトリール）……1回0・25ミリグラムを1日1回就寝前

昼間の薬はAさんの処方と同じですが、就寝前の薬を当帰四逆加呉茱萸生姜湯にしました。理由は、極度の冷え性であるという点が根拠となっています。この冷えが、睡眠中の食いしばりを助長していると考えたのです。

初診から2週間後、Bさんが来院しました。

めまいは翌日からなくなり、半年間つづいた歯の痛みも2週間でよくなったそうです。また、耳鳴りは2週間前の半分まで改善したとのことでした。ご自身の希望で、現在も内服を継続しています。めまいの再発はなく、耳鳴りは疲れたときに少し聞こえる程度によくなっています。

症例３　40代女性Cさん【緊張型頭痛】

Cさんは、若いころから頭痛もちで、疲れがたまったときや寝不足のときなどに頭が締めつけられるような頭痛があり、市販の頭痛薬を内服して対処しているそうです。天気が下り坂のときなどにも、頭痛が出やすいようです。

また、慢性的な肩こりや首のこりも自覚しています。30歳のときにひどいめまいを体験し、耳鼻科でメニエール病と診断され、治療を受けたことがあります。昔から冷え性がひどいそうです。

そんな既往のあるCさんですが、2週間前から右側頭部がズキズキと痛み、ときどき吐き気や耳鳴りがあり、市販の頭痛薬を飲んでも改善しないため、脳神経外科を受診しました。

そこでMRI検査を行い、とくに異常が認められなかったため、首のこりからくる緊張型頭痛と診断されて、筋肉のこりをほぐす薬と痛み止めを処方されました。それでも痛みが改善しないため、当院を訪れました。

Cさんが痛みを訴える部分を触診してみましたが、とくに動脈が膨れて盛り上がっているようなこともなく、側頭動脈炎のように熱を持っている感じもありませんでした。舌を見るとぼてっとむくんでいて、ふちに歯のあとがついてギザギザに凹んでいます。舌の裏側は舌下静脈が累々と盛り上がってうっ血所見を示しており、歯の一部に咬耗とクラック（亀裂）が認められます。

頭部CTでは、脳の中に異常所見はありませんが、右の側頭筋が左にくらべて厚く白っぽくなっています（脳筋コントラスト）。

舌の写真や側頭筋のCTを見せて、Cさんに「寝ているときに食いしばっていることが原因だと思われます」と説明しました。

[画像 21] 症例３　Cさんの舌の所見

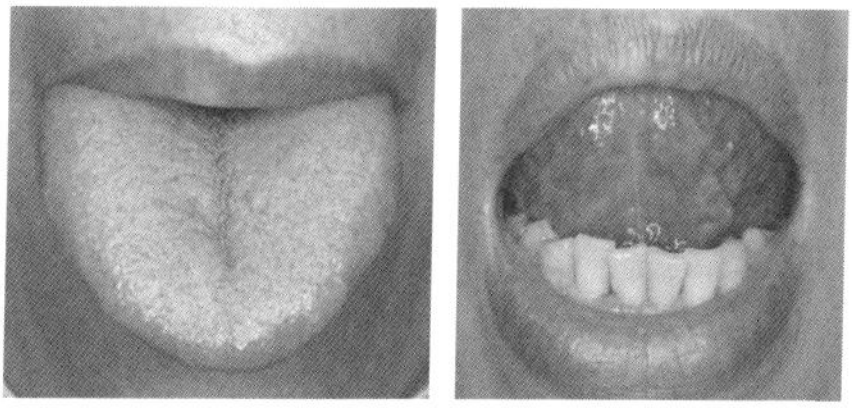

舌は厚みと幅が増して胖大舌を呈し、ふちに歯のあとがついている。裏側は舌下静脈が怒張して、うっ血所見（瘀血）が見られる。

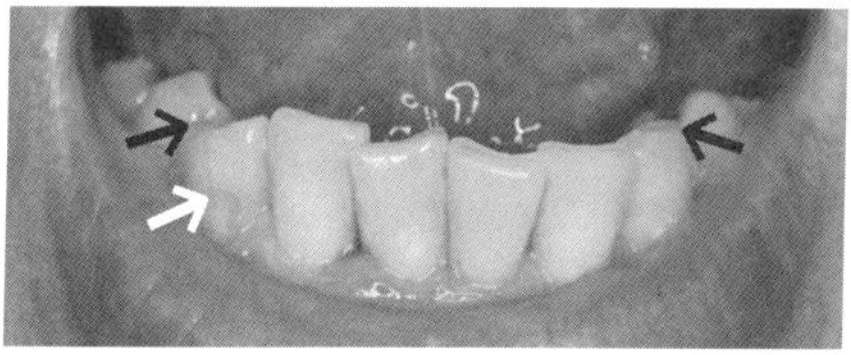

下あごの歯に咬耗（黒矢印）とエナメルクラック（白矢印）が見られる。

[画像 22] 症例３　Cさんの頭部ＣＴ

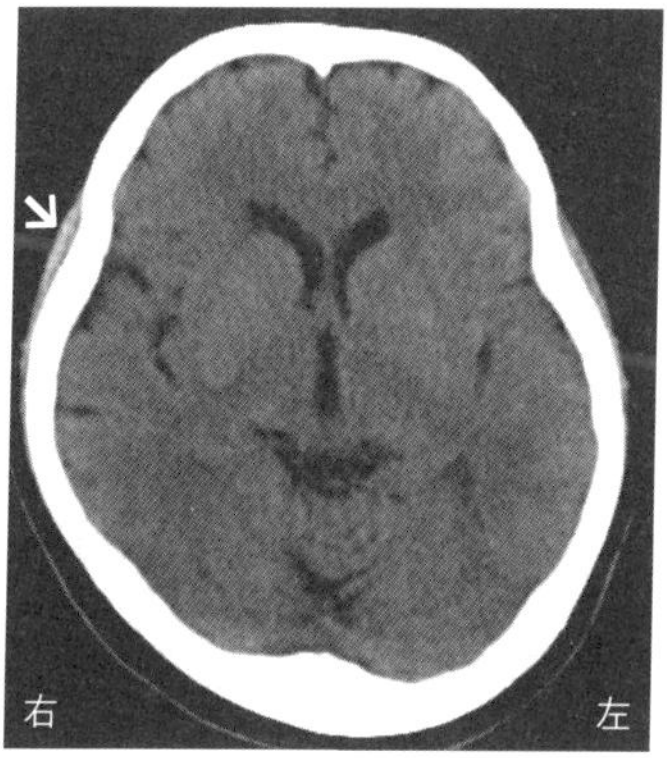

脳の異常所見はなし。側頭筋は右優位に肥厚しており、右の側頭筋の輝度が高い（脳筋コントラスト）。

本人には自覚がないようですが、状況証拠を見せられて半信半疑で、なかば納得したようです。左記のような薬を処方して、1週間分お出ししました。

・桂枝茯苓丸エキス……1回2・5グラムを1日3回毎食前
・五苓散エキス……1回2・5グラムを1日3回毎食前
・当帰四逆加呉茱萸生姜湯エキス……1回2・5グラムを1日1回就寝前
・クロナゼパム（リボトリール）……1回0・25ミリグラムを1日1回就寝前

先程のBさんとまったく同じ処方です。

1週間後、Cさんが来院しました。肩こりや首のこり、頭痛も1週間で徐々に改善して、痛みも消失したそうです。なによりも足が温かく、よく眠れるようになったことを喜んでいました。

そして、ご主人に聞いてみると、以前は明け方によく食いしばっていたといわれてびっくりしたそうです。

その後も本人が内服を希望し、桂枝茯苓丸と五苓散を1日2回に減量し、寝る前の薬はそのまま継続しました。

さて、市販の頭痛薬や脳神経外科の鎮痛剤が効かなかったのは、Cさんが冷え性体質だからだと思われます。

一般の痛み止めは「消炎鎮痛剤」と呼ばれるもので、鎮痛効果とともに解熱効果もあわせ持ちます。「熱冷まし」としても使われるのです。

平熱の人が消炎鎮痛剤を飲むと、体温がさらに下がってしまいます。通常は自律神経やホルモン調節で温め直すことが可能ですが、冷え性体質の場合、冷えをさらに助長して、冷えそのものが痛みになってしまうと考えられるのです。

このような場合は、体を温めるとよくなることが多いのです。当帰四逆加呉茱萸生姜湯や桂枝茯苓丸は、温める作用の強い漢方薬です。これが奏効したと考えられます。

体が温まると噛みしめも少なくなり、側頭筋の筋膜への負担が減少すると考えられます。

症例4　70代男性Dさん【末梢前庭性めまい】

Dさんは、半年前から奥歯の調子が悪く、痛みが出ることが多くなっていましたが、毎日痛いわけではないので歯科医院には行きませんでした。

また、以前から難治性の耳鳴りがありましたが、病院に行ってもよくならないため、あきらめていました。耳鳴りはキーンと高い音が持続的に聞こえるタイプです。ひどいめまいの既往はなく、ときどき起床時にふらつくことがあったようです。

ある日の朝、Dさんは起床時にひどくふらついて、倒れてしまったそうです。いつ動くとゆらゆらゆれるようなめまいがひどいため、横になっていました。いつもよりひどいめまいでしたが、ようやく動けるようになったため、家族に連れられて来院しました。

起きていられないため、病院に着くとすぐに処置室のベッドに横になって、診察を待っていました。意識はしっかりしており、四肢の麻痺やしゃべりにく

[画像 23] 症例４　Ｄさんの舌の所見

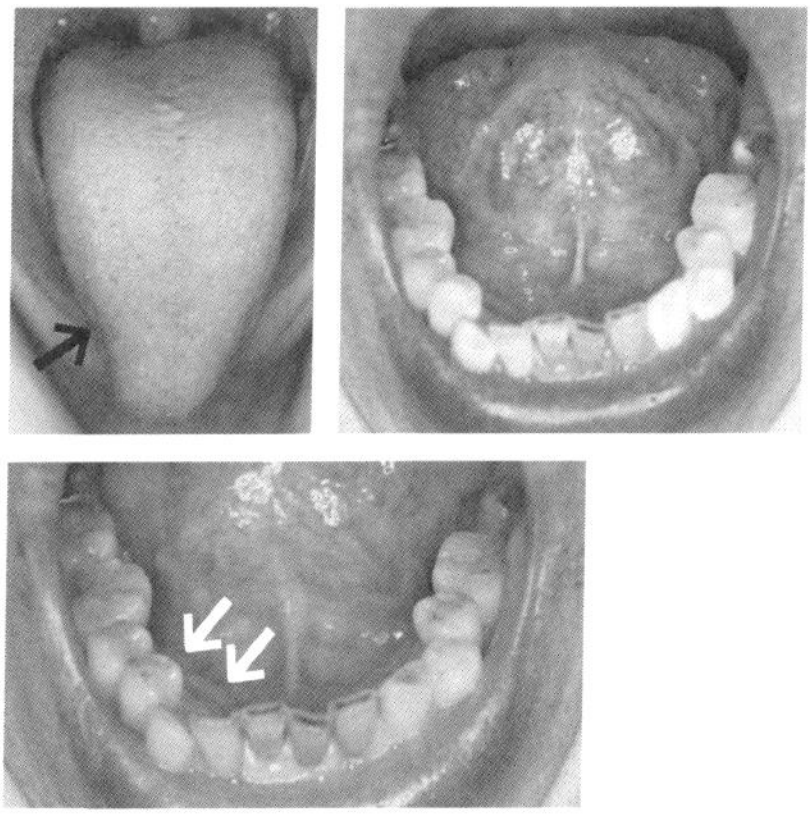

舌は全体に白っぽく厚みが増して、胖大舌を呈している。舌先の右側が大きくくぼんでいる（黒矢印）。

舌の裏側は静脈が怒張している。

下あごの歯は咬耗が認められる。白矢印は外骨症で、舌先のくぼみに一致する。

[画像 24] 症例４　Ｄさんの頭部ＣＴ

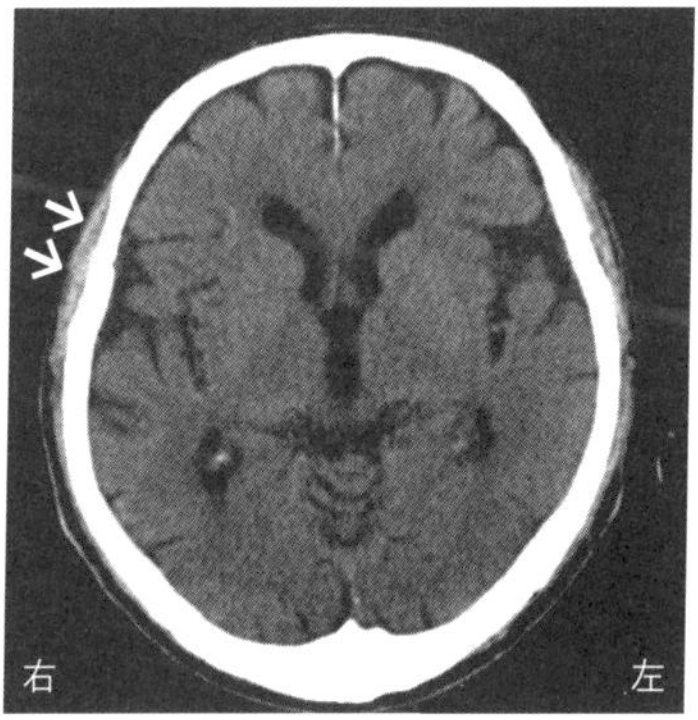

左右の側頭筋を比較すると、右のほうが厚みが増して輝度が上昇している。右に強いブラキシズムの存在が示唆される。

いなどの症状は認められません。頭位変換眼振テストは吐き気があるためできませんでしたが、寝たままの姿勢で右方向を注視させると、右に早く回るような目の動きが認められました（回旋性眼振）。

Dさんの舌は、［画像23］のように全体に厚みが増しており、右側のふちにくぼみが認められます。歯に咬耗も認められます。さらに右の下あごの内側に外骨症のようなふくらみが認められます。

頭部CTではラクナ梗塞が認められますが、今回のめまいと直接関係はなさそうです。一方側頭筋は右優位に厚みが増しており、輝度も右側でコントラストがはっきりしていました。

Dさんは動くと吐き気が出てしまうため、五苓散エキスを少量の水で溶いてチビチビと舐めるように内服していただき、その後炭酸水素ナトリウム水溶液（商品名：メイロン）の点滴をしました。

五苓散内服とメイロンの点滴で吐き気はある程度おさまり、起きられるようになったため、以下の薬を処方しました。

・桂枝茯苓丸エキス……1回2・5グラムを1日3回毎食前
・五苓散エキス……1回2・5グラムを1日3回毎食前
・抑肝散加陳皮半夏エキス……1回2・5グラムを1日1回就寝前
・クロナゼパム（リボトリール）……1回0・25ミリグラムを1日1回就寝前

Dさんは2週間後に来院しました。めまいもスッキリよくなり、歯の痛みも2週間で改善し、耳鳴りもほとんど気にならない程度になったそうです。

Dさんのめまいが耳石性のものかどうかは、頭位変換眼振テストができなかったためはっきりしません。

しかしブラキシズムが関与していることは、舌や歯の状態、頭部CTでの側頭筋の厚みから推察されます。

とくに右側に外骨症が認められ、右優位に側頭筋が厚いことから、右側で強く噛みしめるタイプのブラキシズムが生じたと考えられます。ブラキシズムの圧力の左右差が内耳のうっ血の左右差になり、左右の内耳からちがう信号が脳に伝わったために、めまいが起こったと考えられます。

Dさんの耳鳴りも、長きにわたるうっ血の関与が推察されます。桂枝茯苓丸によりうっ血が緩和され、症状が改善したことが理由として挙げられます。

めまい・頭痛の処方薬のまとめ

めまいの患者さんも、緊張型頭痛の患者さんも、ブラキシズムの存在が強く疑われる場合は、ほぼ、同じような薬を処方することになります。

うっ血（瘀血）を改善させる目的で桂枝茯苓丸、津液のうっ滞によるむくみを改善する五苓散、ブラキシズムを抑える抑肝散加陳皮半夏と少量のクロナゼパムです。

冷え性の強い場合には、就寝前の漢方を当帰四逆加呉茱萸生姜湯、ぜん息の既往のある人や肺気腫の人には就寝前の漢方を竹茹温胆湯に変えています。

[図27] ブラキシズムをともなうめまいや頭痛の基本処方

ブラキシズムをともなうめまいや頭痛の基本処方

①桂枝茯苓丸エキス ……………… 2.5g／回　1日3回
②五苓散エキス ………………… 2.5g／回　1日3回
③抑肝散加陳皮半夏エキス …… 2.5g／回　就寝前
④クロナゼパム 0.5mg 錠……… 0.5 錠／回　就寝前

冷え性をともなう場合は就寝時に当帰四逆加呉茱萸生姜湯を使用

①桂枝茯苓丸エキス ……………… 2.5g／回　1日3回
②五苓散エキス ………………… 2.5g／回　1日3回
③当帰四逆加呉茱萸生姜湯エキス …… 2.5g／回　就寝前
④クロナゼパム 0.5mg 錠……… 0.5 錠／回　就寝前

肺気腫や気管支喘息の既往がある場合は就寝時に竹茹温胆湯を使用

①桂枝茯苓丸エキス ……………… 2.5g／回　1日3回
②五苓散エキス ………………… 2.5g／回　1日3回
③竹茹温胆湯エキス ……………… 2.5g／回　就寝前
④クロナゼパム 0.5mg 錠……… 0.5 錠／回　就寝前

痩せ型や体格の小さい女性はクロナゼパムを少なく処方

①桂枝茯苓丸エキス ……………… 2.5g／回　1日3回
②五苓散エキス ………………… 2.5g／回　1日3回
③抑肝散加陳皮半夏エキス …… 2.5g／回　就寝前
④クロナゼパム 0.5mg 錠……… 0.25 錠／回　就寝前

※緑内障の既往がある場合、クロナゼパムは禁忌。カルバマゼピンなどに変更。
※上記の処方薬は、中間証（中程度の体力）向けの処方ですが、なかには合わない人もいます。内服により違和感を感じたら、すぐに内服を止め、薬剤師または処方医に相談してください。

このように、患者さんの証や体質などを見ながら、容量を調節して処方しています［図27］。

めまい治療に薬は必要なのか？

昨今、めまいの治療に薬はいらない、リハビリが大切だとする書籍や雑誌の特集を目にすることがあります。

もちろん、薬を使わずにリハビリでよくなるならば、それでまったく問題はありません。

しかし、めまいや頭痛の病歴が長くなると、瘀血によって血液の流れが悪くなる傾向にあるため、薬による治療は必要であると私は考えます。

また、急性期も点滴や薬によって症状を抑え、再発を予防していくことが大切だと考えています。

その後、徐々に薬を減らしながら、リハビリや体操、自律神経訓練法などに移行していくことは、患者さんの自信回復にもつながる、とても重要なプロセスです。

めまいに効く薬は、どこで処方してもらえる？

めまいに効く漢方薬は、漢方を扱っている脳神経内科や脳神経外科で処方してもらえます。［図27］の一覧を受付で見せて、処方してもらえるかどうかを聞いてみてもいいでしょう。

漢方を扱っている病院を検索するウェブサイト（例：「漢方のお医者さん探し」https://www.gokinjo.co.jp/kampo/）などを利用すれば、比較的探しやすいと思われます。

少量のクロナゼパムやカルバマゼピンは、耳鼻科ではなかなか処方してもらえないかもしれません。その点、脳神経内科や脳神経外科であれば、おそらく処方してもらえるでしょう。

また、処方せんを扱っている調剤薬局に本書を見せて、これらの薬を処方できるクリニックをたずねてみることもできます。

多くのクリニックの処方せんを扱っている薬局であれば、各クリニックの得意な処方パターンを熟知しているため、アドバイスがもらえるでしょう。

第7章

めまいのない生活を送るために

【予防・対策編】

めまいの一因は栄養不足！

みなさんも「お腹が空いてふらふらする」という経験があるのではないでしょうか。このような場合、食事をしたり糖分を補給したりすれば元気が出て、ふらつきが解消します。

お腹が空いてふらふらするのは、一時的に水分やエネルギーが不足することで、立っていられなくなるからです。

一方、めまいやふらつき、頭痛で病院を受診する患者さんのなかには、慢性的にエネルギーが不足していると見受けられる人が数多くいます。とくに女性や高齢者に多い傾向です。

人が安定して立つためには、三半規管だけでなく、全身の筋肉が余裕を持って働いていることが大切です。

筋力がなくなってしまったり、筋肉を動かすエネルギーが減少したりすると、関節の位置が保持できなくなり、まっすぐ立てず、ふらついてしまいます。

筋肉が余裕をもって動くためには、エネルギーが必要なのです。エネルギーを持続的に供給するためには、栄養面の充実が必要です。

閉経前の女性の場合、いちばん問題になる栄養は鉄分です。

女性は生理にともない定期的に出血するので、そのたびごとに鉄分を失います。さらに、ダイエットや偏食などによって食事からの鉄分補給がうまくいかなければ、慢性的な鉄分不足に陥ってしまいます。

血液検査でヘモグロビン値（血色素量）は正常であっても、血清鉄や貯蔵鉄が枯渇している女性が非常に多いのです。そして、慢性的にめまいや頭痛を訴える女性の血液検査をしてみると、鉄分が不足している人が大変多く見受けられます。

第４章で、疲労の蓄積やストレスがめまいの原因になると書きました。

疲労が蓄積するということは、裏を返せば「疲労の回復が遅い」ということです。この疲労回復を陰で支えてくれているのが、鉄分とタンパク質なのです。

鉄分が足りなくなると……低フェリチン血症

体の鉄分には、血液中を流れる鉄分と臓器や組織に蓄えられる鉄分があります。血液中の鉄分を血清鉄、臓器や組織に蓄えられる鉄分を貯蔵鉄といって、後者はフェリチン値という血液検査項目であらわされます。

血清鉄は財布の現金、フェリチン（貯蔵鉄）は銀行預金と考えるとわかりやすいかもしれません。

貧血の指標であるヘモグロビン値が低ければ明らかに貧血とわかるのですが、ヘモグロビン値が正常でもフェリチン値が低い低フェリチン血症の場合、「隠れ貧血」といわれ、鉄分が潜在的に不足していると考えられています。

鉄分が不足すると、赤血球がつくられなくなり、疲労の原因になります。

また、鉄分はセロトニン、ノルアドレナリンといった神経の信号を伝達する物質の生成に関与します。そのため、不足すると抑うつや、めまい、立ちくらみが出やすくなり、さらには風邪をひきやすくなるなど、免疫にも影響が出てしまいます。

先ほどフェリチンを銀行預金にたとえましたが、預金したお金が銀行によって運用され、利息を生み出すように、フェリチンはただ貯蔵されるだけでなく、組織の代謝に関与するという大切な役割を担っています。

低フェリチン血症は、［図28］のような症状をもたらします。

タンパク質が足りなくなると……低タンパク血症

タンパク質は筋肉の構成成分のみならず、肌や髪の毛、爪、血管や消化管、酵素やホルモン、神経伝達物質、細胞の構成成分や骨など、人体のあらゆる場面で活躍します［図29］。

人間の体は数万種類のタンパク質でできています。

これらのタンパク質は、20種類のアミノ酸が組み合わ

［図28］低フェリチン血症の症状

- 疲労感や倦怠感
- 頭重感・めまい感
- のどのつかえ感
- 両足のしびれや倦怠感、むずむずした感覚（アカシジア）
- 不安感・抑うつ症状
- 集中力の低下

さってできています。この20種類のうち9種類は、体の中でつくり出すことができないため、食物から摂取するしか方法がないのです。

タンパク質の摂取量が慢性的に減少すると、自ら筋肉を分解してホルモンや酵素などの体内環境維持に当てられます。

そうなると、当然筋肉量は減少し、それにともなう筋肉痛やこり、肌や髪の毛のトラブル、集中力・思考力の低下、消化酵素の減少による食欲不振などが起こってきます。

また、血液の浸透圧が下がるため、血管から水分が抜けやすく、血圧を維持することが困難になり、立ちくらみの原因となります。

気分を高揚させるドーパミンや、気持ちを落ち着かせるセロトニンなど、神経どうしの信号を伝達する神経伝達物質は、アミノ酸からつくられています。タンパク質の摂取量が慢性

[図 29] タンパク質の役割

- 各種臓器、筋肉、皮膚、骨や歯、毛髪や爪などの体の材料になる
- ペプチドホルモンや神経伝達物質の材料になる
- 免疫機能を高める（抗体などの材料になる）
- 消化酵素に代表される体内酵素の材料になる

的に不足すると、神経伝達物質が減少し、抑うつや不安感を感じやすくなります。

とくに女性や高齢者の場合、タンパク質摂取が少ない傾向にあるので、めまいなどの症状があるとさらに不安感が強くなり、治りが悪くなってしまうのです。

慢性頭痛の患者さんのなかでも、とくに緊張型頭痛のある人は、鉄分とタンパク質が不足して筋肉の疲労が改善しにくくなっているケースを多く見かけます。

また、年齢とともにタンパク質摂取量が減少し、さっぱりしたものや炭水化物などの摂取が多くなる傾向があります。その結果、筋力が徐々に低下して、ふらつきや頭痛を感じやすい体質になってしまうのです。


この鉄分とタンパク質を鉄剤やサプリメント、食事などでしっかり補うことで、慢性的なふらつきや不安感が解消して、安定感と自信がわいてきます。

自動車のハンドル操作に遊びの部分があるように、ちょっとしたふらつきでも心理的に動揺しなくなるのです。

夜間低血糖を予防する食事法

82ページで、夜間の低血糖が睡眠時ブラキシズムの原因となることがあるとお伝えしました。

夕食や夜食で、ご飯や麺類、パン類などの糖質を多量に摂取すると、血糖値が急に上昇します。その結果、反応性によってインスリンが多量に分泌されて血糖が下がり、睡眠中に血糖が下がりすぎると夜間低血糖になります。

この低血糖に対処するために、興奮系ホルモンが多量に分泌されて睡眠時ブラキシズムが起こると考えられます。

これを防ぐためには「血糖値をなるべく上げない食事」を心がけることです。

血糖値を上げる栄養素は、糖質だけです。タンパク質や脂質や食物繊維は血糖値を上昇させません。

ですから、夕食や夜食で糖質をなるべく抑える必要があります。

たとえばご飯や麺類、パンや餃子・しゅうまいの皮、あるいはてんぷらやフライの衣、スナック菓子に使われる小麦粉などです。

また、果物や芋類にも、多量の糖質が含まれています。

夕食では、先にタンパク質や食物繊維を多めに摂取して、糖質はなるべく最後に、少量だけ摂取する程度にしましょう。できれば夕食の糖質は摂らないほうが、血糖値が上昇せず、睡眠も安定してくると思われます。

夜、どうしてもお腹がすいたら、果物や甘いお菓子、ポテトチップスなどのスナック類は食べないで、豆腐、ゆで卵、かまぼこ、焼き鳥、チーズ、ナッツなど、低糖質のもので小腹を満たすと、血糖が上昇しないので夜間低血糖が予防されます。

このようなお話をすると、「人工甘味料はどうですか？」という質問をされます。

人工甘味料は、砂糖の数百倍から数千倍の甘さがあるのに、血糖値が上がらないという利点があります。

しかし、強烈な甘味刺激が脳に伝わるにもかかわらず、脳の血糖値が上昇してこないため、脳がパニックを起こして食欲をさらに増進させるように働きかけます。
結果的に食べ過ぎてしまうため、人工甘味料はおすすめしていません。

これらの食事や栄養素による体内環境の改善は、「分子栄養学」や「オーソモレキュラー医学」という分野で提唱されており、多くの患者さんが栄養面からのアプローチで治療をつづけています。

私の外来でも、内服治療と並行して、鉄分摂取と高タンパク食、糖質制限などの指導を行っています。

食事によってめまい・頭痛に強い体質をつくることを目指しています。

昼間の噛みしめを自覚する

睡眠時ブラキシズムを予防するために、まずは昼間の噛みしめに気づくことからはじめましょう。

［図30］に、覚醒しているときに噛みしめやすい状況を列挙してみました。

車を運転しているとき、とくに渋滞などでイライラが募ると、知らず知らずのうちに奥歯に力が入ってしまいます。

家事では下を向いて野菜を刻むとき、洗い物をしているときなどに力が入りやすいようです。

車の運転後や夕食の支度中にめまいが起こる人は、無意識の噛みしめがあると考えられます。

長時間のパソコン作業や、製品検査などで目を酷使するような仕事も、噛みしめが

［図30］噛みしめが起こりやすい状況

・パソコンやスマートフォンを見つめつづける
・自動車の長距離運転や渋滞中の運転
・家事（食材を刻む、洗い物をする、掃除機をかける）
・細かい製品製造や製品検査
・単調な作業
・重いものを持ち上げる
・スキューバダイビングや管楽器・バイオリンの演奏
・ほおづえをつく
・寒冷暴露（冷蔵庫での作業、寒冷条件下での屋外作業やバイク運転、ウインタースポーツ、マラソン）

起こりやすくなります。仕事中に長く噛みしめてしまう人は、めまい感や頭痛を訴えることが多いようです。

レギュレータ（マウスピース）をつけて作業をするダイバー、サックスなど管楽器の演奏者、あるいはバイオリンなどあごで挟み込む楽器の演奏者なども、注意が必要です。

昼間の噛みしめは、夜間睡眠中のブラキシズムを起こしやすくします。

ですから、昼間の噛みしめを減らすことは、とても重要です。

スマートフォンの普及により噛みしめが増加

電車やバスに乗ったとき、10人中7~8人の割合でスマートフォンに見入っているという光景を目にします。

細かい文字を見つめているうちに眉間にシワが寄り、奥歯に力が入っているのがよくわかる人もいます。スマートフォンでゲームをしていても、眉間にシワを寄せて、楽しそうな雰囲気は伝わってきません。

そんなとき私は「もっとニコニコ楽しそうにしていれば、噛みしめなくても済むのに……」と、よけいなおせっかいを思いめぐらせてしまいます。

奥歯に力が入ると、表情もこわばって機嫌が悪そうに見えます。噛みしめに気づいたら、すぐにあごの力をゆるめましょう。

そして、口を開けたり、ほっぺたをふくらませたり、左右にあごをゆらしたりして、こわばった咀嚼筋をゆるめるようにしましょう。1日数回、時間を決めて必ず口を大きく開けるという方法もあります。

眉間にシワを寄せず口角を上げてスマイル

むずかしい仕事をしているときや集中しているときには、ついつい眉間にシワが寄ってしまいがちです。

また、いつも楽しそうにニコニコしている人は、あまり噛みしめません。

ならば、ふだんから無理やりにでも口角を上げて、眉間にシワが寄らないように気をつけましょう。

奥歯に力が入っていることに気づいたら、すぐに力を抜いて口を開けたり頬をふくらませたりして、口角を上げましょう。

ほおづえは弱い噛みしめを持続させる

机にひじを立ててほおづえをつくと、上下の歯がくっついてしまい、自然と噛みしめてしまいます。

頭の重みを腕で支えるため楽に感じ、ついつい長時間ほおづえをつづけてしまいがちですが、この間弱い噛みしめが持続するのです。

これも睡眠時ブラキシズムの原因となりやすいので、注意が必要です。

ガムの「噛みっぱなし」に注意

ガムは、左右均等に噛む練習をするにはある程度効果的です。

しかし、すでに咀嚼筋が肥大している人や顎関節症がある人は、さらに血流を悪くする可能性があるのでおすすめできません。

咀嚼するつもりで口の中に入れたガムが、いつのまにか噛みっぱなしになり、噛みしめの原因となっていることがあるのです。

頬やあごまわりをマッサージ

昼間の噛みしめや夜間のブラキシズムが起こると、咀嚼筋や表情筋が緊張したままになってしまいます。

手のひらであごまわりやほっぺた、側頭筋や翳風や頬車（103ページ）のツボをマッサージをすると、頭がすっきりして、首のこりも楽になります［図31］。

[図 31] あごまわりのマッサージ

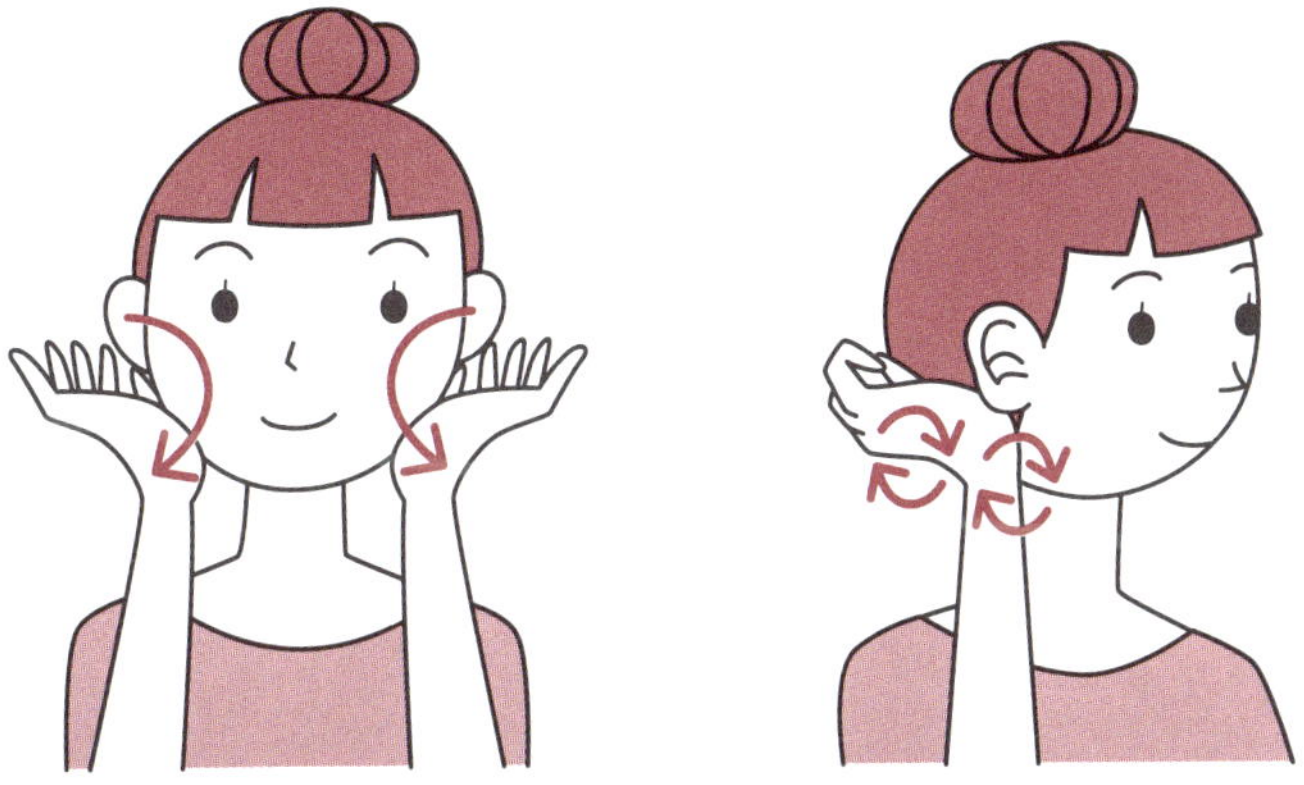

あごのラインに沿って、円を描くようにマッサージする。

左右の翳風・頬車のツボを母指球（てのひら側、親指の付け根のふくらんだ部分）で円を描くようにマッサージする。

首や肩は、あまり揉まないほうが無難です。首や肩まわりを強く押すと、痛みがいつまでも残り、「もみ返し」が起こりやすくなります。その点、咀嚼筋や表情筋にはもみ返しが起こりにくく、効果が現れやすいのです。

首や肩は直接マッサージせず、ホットパックなどで温める程度にしておきましょう。

日ごろのストレスや不安を解消する方法

自律神経の調節が乱れると、睡眠中にブラキシズムを起こしやすくなります。日ごろのストレスで知らず知らずのうちに呼吸が浅くなり、呼吸運動のための横隔膜周囲の筋肉が緊張してしまうのです。

ここでは、ストレスや不安を解消するための生活のヒントをお伝えします。

ゆっくり長く息を吐く

とくに女性は腹式呼吸を上手にできない傾向があるため、胸の呼吸筋が疲れやすくなります。呼吸を止めて筋肉を休めるわけにはいかないので、疲れをためない上手な呼吸法が大切です。

「呼吸」は、呼気（息を吐く）と吸気（息を吸う）を繰り返す動作です。

漢字の「呼」が先になっているのにはわけがあります。それは、吐かないと吸えないからです。満員のエレベーターや電車では、降りる人を先にしないと、次に乗る人が入れません。それと同じなのです。

しかし、ストレスが強くかかっているときの呼吸は、「呼吸」ではなくて「吸吸」になってしまっています。息を吐ききれていないのです。

自律神経がリラックスできている状態では、ゆっくりした呼吸ができています。とくに吐く息が重要で、ゆっくり長く息を吐く訓練が大切になってきます。

たまにカラオケで熱唱すると、気分が楽になることがありますよね。歌うことは、息を長く吐くことにつながるのです。

ヨガの呼吸法やおへそを意識する丹田呼吸法も、息を吐くことに重点を置いています。ゆっくり長く息を吐く練習をしてみましょう。

お湯につかって心身をリセットする

最近は、シャワーばかりで浴槽につからない人が多いようです。入浴によって足や胃腸を温めることで、緊張をほぐし、リラックスできます。呼吸も安定してきます。

熱すぎない適温のお湯につかって息を吐ききると、自律神経の緊張も整います。お風呂は浮力によって筋肉の負担を軽減してくれる効果もあります。

ただ体を洗うためのシャワーから、心身をリセットするための入浴に切り替えてみることをおすすめします。

就寝直前まで強い光を目に入れない

目から入ってくる強い光の刺激は、脳を活性化してしまいます。

安眠のために、就寝直前までパソコンやテレビを見ることはおすすめできません。

就寝前は部屋の照明を暗くする、スマートフォンなどの画面の輝度を落とすなどの工夫をして、眠るための視覚的な準備をすると、睡眠が安定してきます。

アロマオイルの香りで睡眠時ブラキシズムの予防

香りが脳にもたらす作用は、想像以上に効果的です。

認知症治療の現場でも、患者さんの興奮をしずめ、落ち着かせるために、アロマオイルが使用されるようになってきました。

とくに天然のラベンダーから抽出された精油の香りは、自律神経の興奮を抑えて安眠を誘導する効果があります。

落ち着く香りは人それぞれちがいます。スギやヒノキ、柑橘系のアロマオイルなどをブレンドして、自分だけの気分が落ち着く香りをつくり、ほのかに香らせて眠ると、ブラキシズム対策にもなります。ちなみに、私が愛用しているアロマオイルは、ラベンダー、ヒノキ、グレープフルーツのブレンドです。

ただし、車の中ではラベンダーは使わないでください。居眠り運転の原因になります。それほど効果が高いのです。

一方、匂いの性質によっては、脳を興奮させてしまうものもあります。最近の柔軟剤には化学合成された香料が混入されており、それが気づかないうちに不眠につながってしまう場合もあります。

枕カバーやシーツ、パジャマなどの洗濯には、できるだけ香りの強い洗剤や柔軟剤を使用しないように工夫するといいでしょう。

眠りが浅くなるとブラキシズムが出てくる

睡眠時ブラキシズムは、眠りが浅くなっているときに起こるという特徴があります。

当院では、2月から4月にかけて、めまいの患者さんが急増します。まだ理由はよくわからないのですが、この時期は毎日少しずつ夜明けの時間が早くなり、朝の睡眠が浅くなるからなのかもしれません。

カーテンの隙間から朝日の光を感じないように、アイマスクをして眠るのもひとつの手です。

体の電位を下げるアーシング

体が酸性に傾いたり、体内電位がプラス電位に傾いたりすると、赤血球が寄り添って連銭を形成し、血液の流れが悪くなります。また、自律神経の興奮性も高まってしまいます。

私たちは毎日、電子機器や家電製品、家の中に張りめぐらされた電線などから発生する電磁波の影響を受けています。

正常な体内電位はせいぜい200ミリボルト以下ですが、

［図32］アーシングで体の電位を下げよう

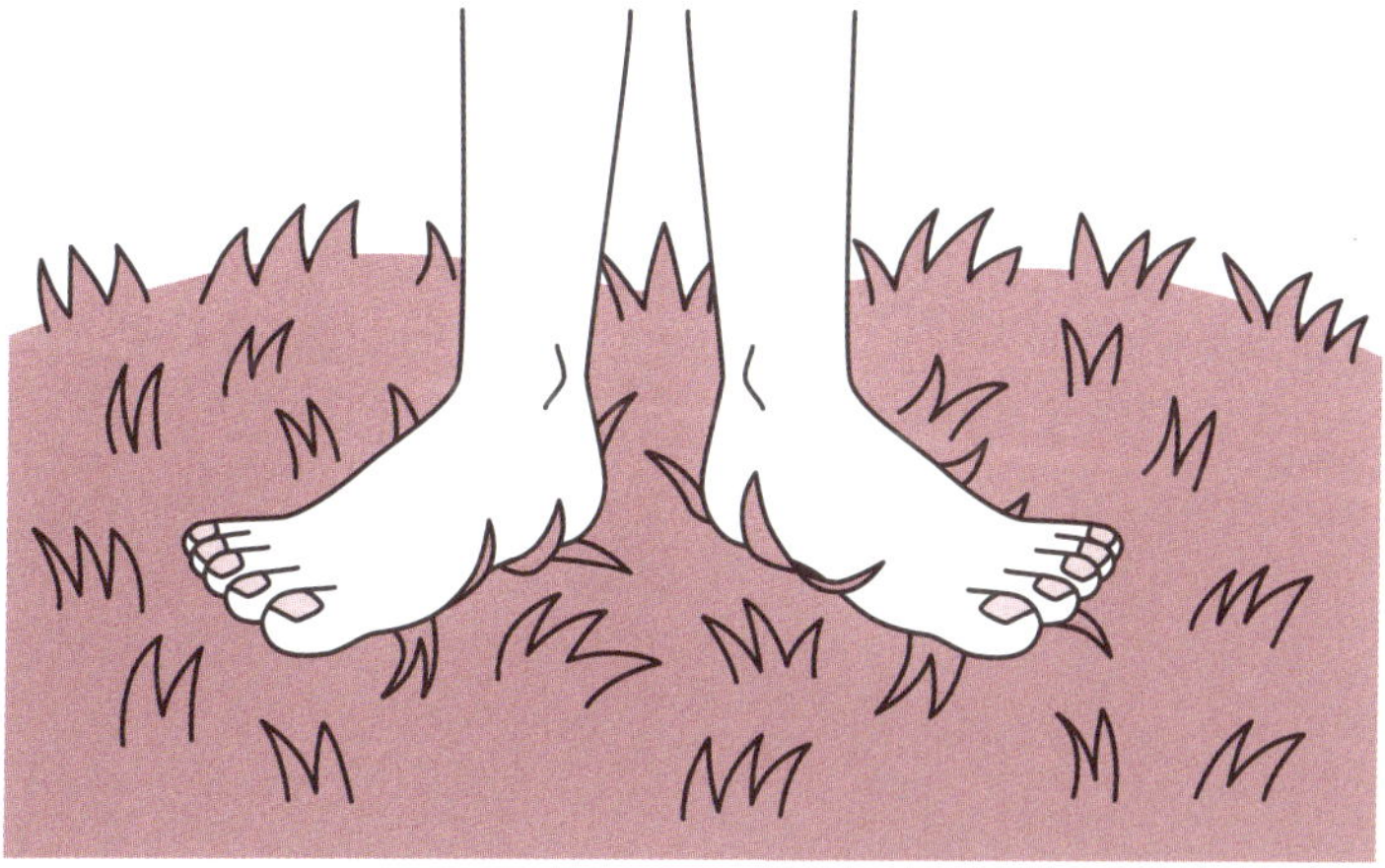

1000ミリボルト以上になると、イライラ感や不眠などが増してしまいます。私自身、診察室の電子カルテのモニターの前で計測すると、体内電位が3000ミリボルトを超えることがよくあります。

その電位を下げてくれるのが「アーシング」です。

むずかしいことではありません。裸足で芝生や土の上に足を置くだけで、体にたまった電位が速やかに大地に放出されます。

裸足で芝生の上に足の裏をつけておくと、次第に体の電位と地面の電位が等しくなり、電位差がなくなります。電子レンジや洗濯機などの家電品をアースプラグに接続することと同様の原理です。

30分ほど地面に直接足をつけていると、体が楽になって落ち着いてきます。海辺の波打ち際を裸足で歩いたり、岩場の露天風呂に入るのも効果的です。

ガーデニングなど、素手で土いじりをすると気分が落ち着いたり、裸足で田んぼに入るとなんだか元気になるのは、このアーシング効果といわれています。

めまいを予防する起床法

寝床の設置場所やレイアウトは、人それぞれちがいます。

一方が壁になっていれば、毎朝起きるときの向きは決まってしまいます。

めまいの患者さんにエプリー法での治療をしていると、「久しぶりに左に寝返りをしました。左を向くと調子が悪くなるのです」などという人がいます。


「人はどちらを向いて寝るのがいいのか？」というむずかしい課題があります。

１０５歳まで現役の医師としてご活躍された聖路加国際病院名誉院長の日野原重明先生は、80代からうつ伏せで寝ることをはじめたそうです。

うつ伏せで寝ると、舌根がのどを圧迫しなくなるので、寝ているあいだの呼吸が安定することが利点です。人間以外の動物の多くは、お腹を下にして寝ていますから、うつぶせ寝は自然に近い睡眠姿勢なのかもしれません。

はからずも、うつぶせ寝では三半規管と卵形嚢（耳石器）の上下関係が、耳石が流れ込みにくい位置関係になります。

しかし私たち人間は、睡眠中に何度も寝返りを繰り返すので、うつぶせ寝を維持するのはむずかしいのです。

そこで、起床時に次のような工夫をしてみることが、めまい予防につながります。

「猫のポーズ」から正座で起きる

朝の起床時は、エプリー法の応用を試してみてください。

まず枕を外して、仰向けからゆっくりうつ伏せになります。うつ伏せになったら、腰を持ち上げて脚を抱え込むようにたたみ込み、おへそをのぞき込むような姿勢で30秒ほどじっとしていましょう［図33］。

ヨガの猫のポーズのように、おへそをのぞき込むようにして頭のてっぺんを下に向けるのがコツです。

［図 33］エプリー法を応用した自宅でできる起床法

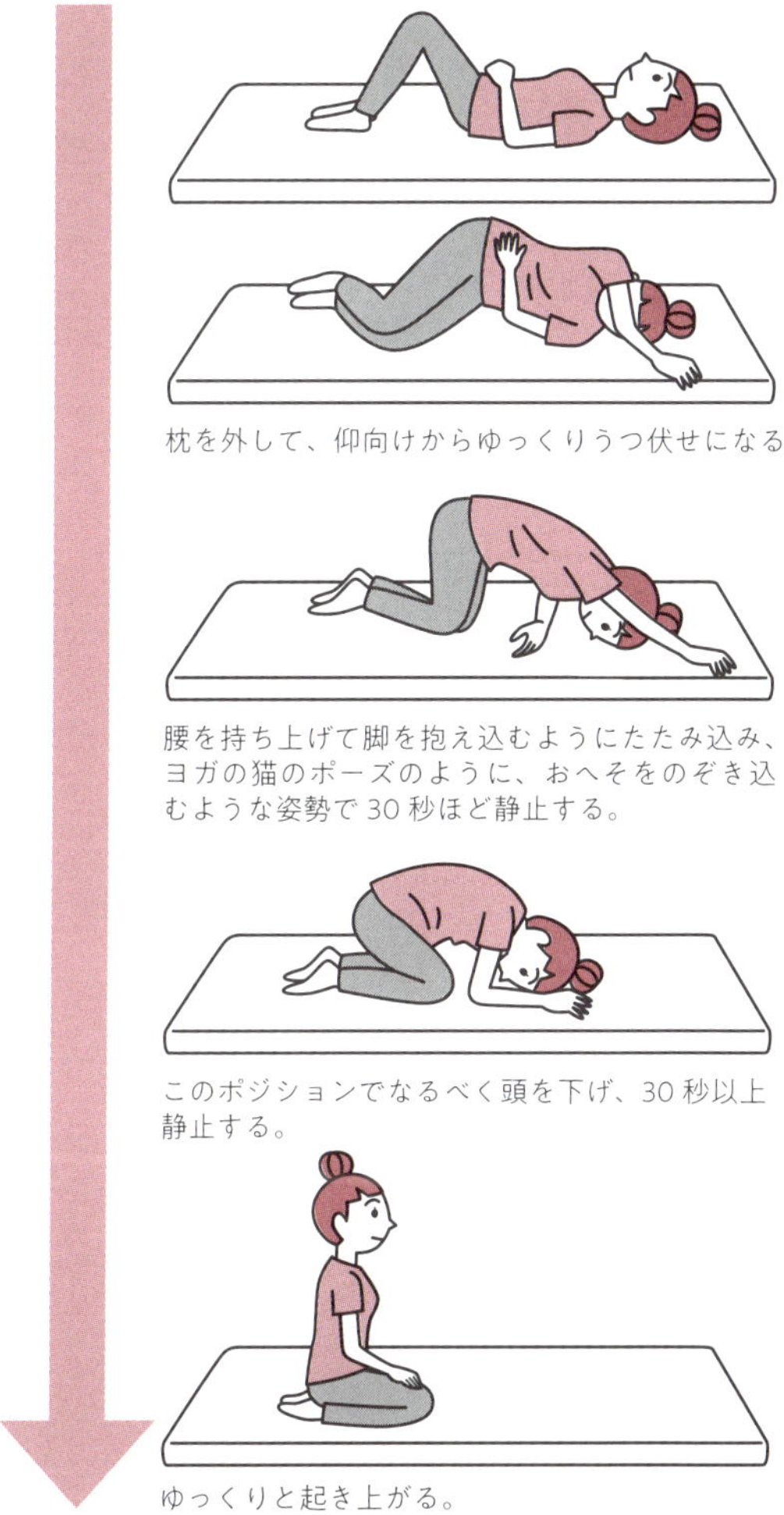

枕を外して、仰向けからゆっくりうつ伏せになる。

腰を持ち上げて脚を抱え込むようにたたみ込み、ヨガの猫のポーズのように、おへそをのぞき込むような姿勢で 30 秒ほど静止する。

このポジションでなるべく頭を下げ、30 秒以上静止する。

ゆっくりと起き上がる。

30秒ほどたったら、正座の姿勢へと起き上がります。ふらつき感がなくなったのを確認してから、そのまま立ち上がります。

これは、浮遊耳石置換法のひとつである、エプリー法に通じる起床法です。

起床時のめまいで悩んでいる患者さんのなかには、長年の経験で自然にこのような起き方を編み出し、実践されている人が何人かいらっしゃいました。

仰向けから猫のポーズに至るまでを、右回りにするか、左回りにするかは、交互に変えて様子を見ることをおすすめします。

右回りは楽だけれど、左回りではめまい感がするという場合、じつは左回りをしっかり行うことが大切です。

このとき吐き気が出るようであれば病院での治療が必要です。それほどでもなければ、繰り返しているうちにめまいが楽になってきます。

日中にふらつきがあるときなど、同じように「平らなところに仰向けに寝る」→「寝返りをして猫のポーズをとる」→「正座の姿勢をとる」、という動作の流れでよくなることがあります。

三半規管に耳石のないクリアな状態を維持するためにも、大切な起床法といえます。

寝たまま回転する「レンパート法」

猫のポーズでの起床を繰り返してもなかなかよくならないときにおすすめしているのが、レンパート法です。

本当はもう少し複雑なのですが、一般向けに簡略化して説明します。

まず、仰向けで寝て、右回りに90度ずつ回転していきます。

仰向け↓右向き↓下向き↓左向きと90度ずつ右回りに回転して、左を向いたまま起き上がります［図34］。

しばらくしたら、また仰向けで寝て、今度は反対に、仰向け↓左向き↓下向き↓右向きと回転して、最後に右向きのまま起き上がります。これで1セット完了です。

うつ伏せのときに、膝は折り曲げません。各ポジションでは30秒ほど静止して、時間をかけて行いましょう。

うつ伏せのときにめまい感を少しでも感じたら、この治療法がうまくいっている可能性が高いので、最後までやり通すことが大切です。

もしも吐き気が出るようなら、病院での治療を受けてください。

アメリカでは、別名バーベキューローリング法といいます。

動画サイトでも「BBQ roll」「Barbecue rotation」などの言葉で検索することができます。バーベキューの串に刺さった具材のように回転することから名づけられたようです。

片足ケンケンで耳の後ろの後頭部を叩いてクプラの掃除

プールで耳に水が入ってしまったとき、片足でジャンプしながら頭を傾け、耳の後ろを叩く動作で、水を抜くことがあります。

このとき、内耳にも振動が伝わり、三半規管の中にあるクプラにまとわりついて離れない耳石が振り落とされることが知られています。

難治性めまいの原因に、クプラ結石症という病態があります。これには耳の水抜きの動作をして、クプラの掃除をすることが効果的です。

［図 34］レンパート法（Barbecue rotation 法）

仰向けに寝て、90 度ずつ右に回転する（各ポジションで 30 秒以上静止）。

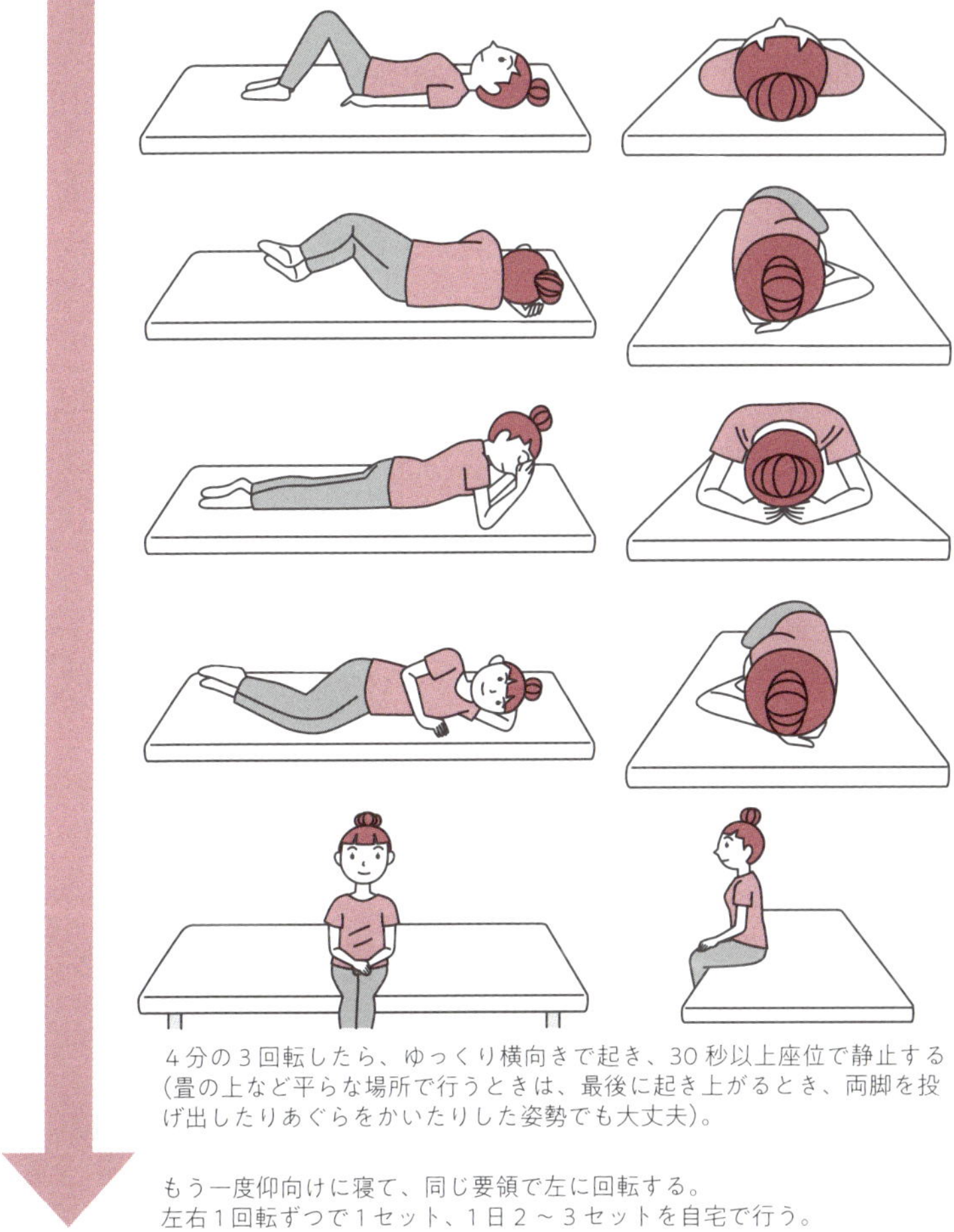

４分の３回転したら、ゆっくり横向きで起き、30 秒以上座位で静止する（畳の上など平らな場所で行うときは、最後に起き上がるとき、両脚を投げ出したりあぐらをかいたりした姿勢でも大丈夫）。

もう一度仰向けに寝て、同じ要領で左に回転する。
左右１回転ずつで１セット、１日２～３セットを自宅で行う。

めまいでふらつきがある場合、どこかにつかまりながら行いましょう。座ったまま、頭を傾けて軽く叩いてみてもいいでしょう。

そのあとに、猫のポーズの起床法やレンパート法をやってみると、さらに効果的です。

ただし、これは高齢者にはおすすめできません。頭に振動を加えると、慢性硬膜下血腫という出血をきたすことがあります。若い人のみに限定した対処法です。

このように、ふだんから起床時の工夫や頭位変換などによって三半規管内のゴミ（浮遊耳石）を少しでもきれいにしておくと、大きなめまいの発作が予防できます。しばらくやらないでいた場合も、ちょっとめまいを感じたときにすぐに仰向けになって、猫のポーズを左右やってみたり、左右のレンパート法をつづけるといいでしょう。

おわりに

ヒントを与えてくれるのは患者さんたち

「類は友を呼ぶ」とはよくいったもので、歯ぎしり・食いしばりの観点からめまいの治療をしていると、うすうすそれに気づいている患者さんが来院されます。

10年以上難治性めまいに悩んでいたその患者さんが、来院されたときのこと。所見と検査結果から「睡眠中の歯ぎしり・食いしばりが原因だと思います」とお話しすると、

「やっぱり、そうだったんですね」と涙ぐまれました。

「ずいぶんご苦労されたのですね」と声をかけると、

「数年前、めまいでかかった大きな病院の耳鼻科の先生に『もしかして、私のめま

いはいびきや歯ぎしりと関係があるのでしょうか?』と質問したら、『そんなことあるわけないじゃないですか……ハハハ』と大笑いされて、とても恥ずかしく、嫌な思いをしました。それ以来口に出さなかったのですが、今日自分の思いと同じ意見を聞けて、うれしくて……」とおっしゃいました。

現在その患者さんは、本書に記した治療や薬によって、めまいのない平穏な毎日を送っておられます。

外来診療をしていると、ときどき患者さんから突拍子もない質問を投げかけられることがあります。

おおよそ無関係と思われる原因を、自分の症状と結びつけて質問してくるのです。患者さんは、「自分の苦しみの原因を知りたい」と思っているのでしょう。はっきりした原因のわからない症状というのは、つらいものなのです。

私も、若いころなら「たぶんないでしょうね」と否定していたかもしれません。いまではすぐに否定せず、「う〜ん。ちょっと考えてみますよ」と、メモしたり、日記に書いたりしています。

あとで調べてみると、漢方の古い文献に記載があったり、別の問題解決への重大なヒントが隠れていたりするのです。

患者さんは、ときとして私たちに大きなヒントを与えてくれるメッセンジャーの役割を果たしてくれます。

医師として、それを敏感にキャッチするアンテナの感度を、つねに保っておきたいものです。

「歯を食いしばってがんばる」というのは、つらいことやストレスに耐えながら努力するという意味で使われる言葉です。

この食いしばりがときとして、めまいや頭痛の原因となってしまうことを本書で提起しました。

本書におけるブラキシズムがめまいを起こす機序についての考察は、まだまだ仮説の段階です。これをきっかけに、医科と歯科が連携してより深い検討や考察がなされめまい・頭痛のメカニズムが明らかになれば、治療がさらに発展するのではないかと期待しています。

めまいや慢性頭痛で悩まれている方々が、ひとりでも多くよくなることを、心より願っています。

令和元年初夏　新緑の薫る沼津にて

佐藤 裕道

脳神経内科医が書いた
誰も知らなかっためまいの治し方

2019年7月1日　初版第1刷

著　者 ――――――――― 佐藤裕道《さとうひろみち》
発行者 ――――――――― 坂本桂一
発行所 ――――――――― 現代書林
〒162-0053 東京都新宿区原町3-61 桂ビル
TEL／代表 03(3205)8384
振替 00140-7-42905
http://www.gendaishorin.co.jp/

カバーデザイン ――――― 吉崎広明（ベルソグラフィック）

印刷・製本　広研印刷㈱
乱丁・落丁本はお取り替えいたします。

定価はカバーに
表示してあります。

ISBN978-4-7745-1784-1 C0047